肠菌的世界

段云峰　著

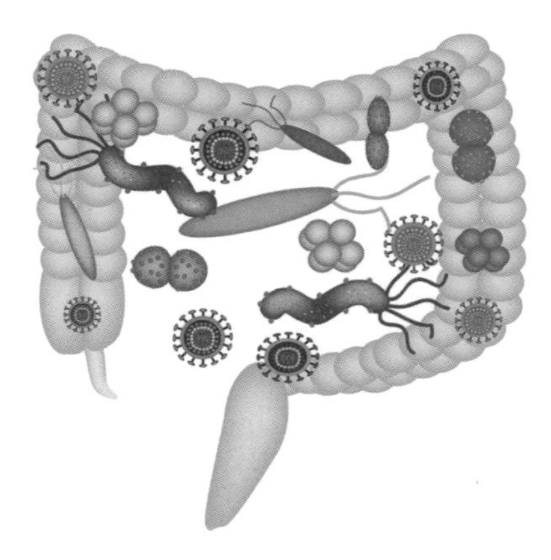

SPM 南方出版传媒　广东人民出版社
·广州·

图书在版编目（CIP）数据

肠菌的世界 / 段云峰著 . — 广州：广东人民出版社，2021.8（2023.2 重印）

ISBN 978-7-218-14684-3

Ⅰ.①肠… Ⅱ. ①段… Ⅲ.①肠道菌素－普及读物 Ⅳ.① R996.1-49

中国版本图书馆 CIP 数据核字（2020）第 243359 号

CHANGJUN DE SHIJIE

肠菌的世界

段云峰　著

出 版 人：肖风华

责任编辑：李力夫
责任技编：吴彦斌　周星奎
装帧设计：尛　玖

出版发行：广东人民出版社
地　　址：广东省广州市越秀区大沙头四马路 10 号（邮政编码：510199）
电　　话：（020）85716809（总编室）
传　　真：（020）83289585
网　　址：http://www.gdpph.com
印　　刷：广东鹏腾宇文化创新有限公司
开　　本：880mmx1230mm　1/32
印　　张：6.5　　**字　　数：**109 千
版　　次：2021 年 8 月第 1 版
印　　次：2023 年 2 月第 3 次印刷
定　　价：49.80 元

如发现印装质量问题，影响阅读，请与出版社（020-85716849）联系调换。
售书热线：（020）85716833

本书编委会

前言

FOREWORD

有一次，几个朋友在我家聚会，朋友问我女儿：“你知道你的爸爸是研究什么的吗？”女儿说：“研究微生物的。”朋友再深问，女儿就说不清楚了。虽然我在家里经常给她讲我的研究工作，但我知道她并没有听懂，也许是她对我讲的内容不感兴趣，即使我觉得这些研究非常有意思。那段时间，我一直思考，如何才能把我的知识转化为她听得懂，还乐意听的内容呢？这个时候，出版社给我发了邀约，说要做一本面向中小学生的科普读物，于是我欣然答应了。我也希望借这个机会可以写一本能够真正让小学生、中学生看得懂的微生物科普书。

如何才能写出一本孩子能看懂、喜欢看的科普书呢？在我有限的科普经历中，我总结出几个要点。首先，孩子喜欢看的书，必须有意思，这样他们才能有兴趣去读。如果能够把一些科学发现讲成一个故事，科普知识就不枯燥，就容易吸引孩子的注意力，孩子也愿意读下去。其次，采用拟人化、具象化的表述。科普书中有不少专业术语，如果孩子缺乏必要的基础知识，就会看不懂。如果这样的术语出现多了，孩子自然就没有兴趣读下去了。所以在这本科普书中，我尽可能地描写一些故事性的发现，并且尽可能地把专业术语通过比喻的手法写成我们身边常见的事物，这样就可以把枯燥的知识像讲故事一样呈现给读者。

既然这是一本科普书，那么就要保证内容的科学性。我一直在科研第一线，对内容的科学性，还是很有把握的。书里呈现的知识，都是近年来的科学前沿发现，甚至是刚发表不久的内容，并且其来源都是科研学术论文。

我还希望能够给大家提供系统和全面的微生物学知识、肠道菌群与健康的知识，希望大家能够全面、充分、多角度地理解微生物以及微生物对人体健康的影响。然而，由于篇幅限制，有限的文字

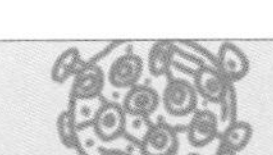

并不能面面俱到，所以本书共分为五章，精选了比较重要的有关肠道菌群的内容，这些内容组成了这本既有趣又有料，还能让读者对微生物学有所了解的科普书。

第一章主要介绍肠道里都有哪些微生物，与微生物有关的基础知识，以方便理解后面几章的内容。在人体肠道中，微生物的种类非常多，可以分为细菌、真菌、病毒以及寄生虫。虽然微生物分为不同种类，但是它们都共同生活在我们的肠道中，把人的肠道形容为各种微生物的乐园很合适。

第二章重点介绍肠道中的微生物是怎么来的，每个人体内的微生物来源都是一样的，但并不是与生俱来，而是传承自母亲。在怀孕期间、分娩过程中以及婴儿出生之后，母亲身体上的微生物以及家庭环境中的微生物逐步形成了每个人体内微生物的最初来源，它们就是肠道菌群的“种子”。人体肠道中的细菌每时每刻都在更替，更替的总数量可达 10 万亿—400 万亿个，总质量可以达到 60—2000 克。在这一章，我还为大家详细介绍了微生物是如何一步一步进入人体，然后如何冲破难关在人体肠道中生存并繁衍的。

第三章主要介绍生存在肠道中的菌群之间的关系，也就是肠道菌群的内部景象。这些不同的微生物都在肠道生存，“抬头不见，低头见”，总有机会碰上，所以它们之间既有竞争又有合作。微生物之间的竞争，和人类世界一样，它们之间会有战争，彼此不同的种群之间会相互进攻，试图侵占对方的领地，并且它们为了能够在竞争中生存下来，还要建立自己的防御系统。当然，竞争是常事，团结合作也是必需的。它们团结合作的方式也很有意思，就像人一样，微生物之间也可以沟通和对话，它们有自己的“分子语言”，就像方言一样，只有同一个族群的菌能够听明白。肠道中的这些菌群在竞争与合作的情况下，形成了一种互利、共生、共赢的局面，就像一个家庭中的两个兄弟，兄弟之间经常发生争吵，但是很多时候他们也会相互合作，这种现象和行为在微生物之间也有所体现。

第四章主要介绍肠道菌群对人体的作用。人类肠道里的菌不会白吃白喝，它们在吃饱喝足后也会发挥自己的作用。一些肠道微生物能把我们吃下去的食物分解成可以被人体利用的营养，参与人体代谢过程。这些微生物能把我们吃下去的几乎所有物质都分解，包括一些药物，它们的代谢作用可能让我们吃的药失效，也有可能使药效更强。在这一章，我还专门介绍了肠道和肺脏之间的关系。没有想到新型冠状病毒肺炎疫情会在全球爆发，其最主要的症状和肺炎类似，而肺炎的发生也和肠道菌群的组成有关。同样感染了新型冠状病毒，有些人症状严重，有些人症状轻微，这也有可能跟他们的肠道菌群的构成不同有关系。

第五章主要介绍肠道菌群中的“宝藏”。为什么把微生物称作“宝藏”呢？这是因为微生物里有大量可以被人利用的物质。肠道里的一些微生物可以被我们分离提取出来，直接用于生产营养、健康的食物，或者直接将这些菌做成益生菌、营养补充剂或药品帮助人类预防或治疗疾病。

不久前，科学家分析了2544个人类微生物样本，发现约一半的菌群中都存在Ⅱ型聚酮合酶编码基因，并且有13个是之前从未发现的，这些被基因编码的分子是一类由细菌、真菌、植物与动物所产生的二级代谢产物，被用于微生物之间的防卫或沟通，本身具有非常强的抗菌活性，有可能被开发为新型的抗生素。还有一些研究发现肠道微生物产生的Ⅱ型聚酮化合物分子跟临床上使用的药物很相似，该类化合物中包括许多具有抑制细菌、真菌、寄生虫、病毒等活性的化合物，有些已经被开发出来，广泛用于医药、畜牧业和农业。

这些微生物具有的基因，就是这些微生物具备的本领，本身就是一个大的宝库，就像漫威的动画片《超级英雄联盟》一样，其中

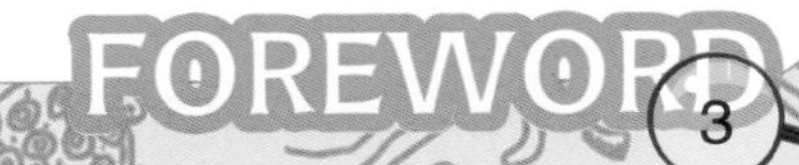

的每个英雄都有自己独特的超能力，彼此之间不能相互取代，微生物也是一样，每个菌都有自己的特长，科学家找到特别厉害的菌，就可以为人类所用，帮助人类解决问题。

最近的一项研究发现，人类已经收集的数据涵盖了人类肠道微生物组的20万个基因组和1.71亿个蛋白质序列的基因集，这些数据来自4644个微生物物种。然而，实际的数量要比这多得多，已知的微生物只是很少一部分，仍有71%的菌株还没能被培养出来，有超过60%的肠道微生物的基因组无法分配给现有物种，我们对它们的功能还不了解。也就是说，我们对这些微生物的了解还只是冰山一角，仍有大量的“宝藏”等待我们去挖掘。

在本章的最后，我还向大家介绍了一种非常流行的利用肠道菌群的技术——“粪菌移植”，就是把健康人的肠道微生物分离出来，把它们移植给病人，病人的病情就会得到好转。这种技术已经在全球多个国家使用，并且对一些疾病的治疗显示出超乎想象的效果。

最后，我还要提醒大家的是，人体微生物组方面的研究发展迅速，每天都会有新的内容出现，所以，有可能你在本书中看到的一些内容，在不久的将来就会被修正甚至推翻。希望你能抱着怀疑的精神并用发展的眼光看待本书的全部内容。碍于本人能力和时间所限，本书难免会有一些疏漏和错误，希望你看到之后及时批评指正。

段云峰

2021年1月16日 北京

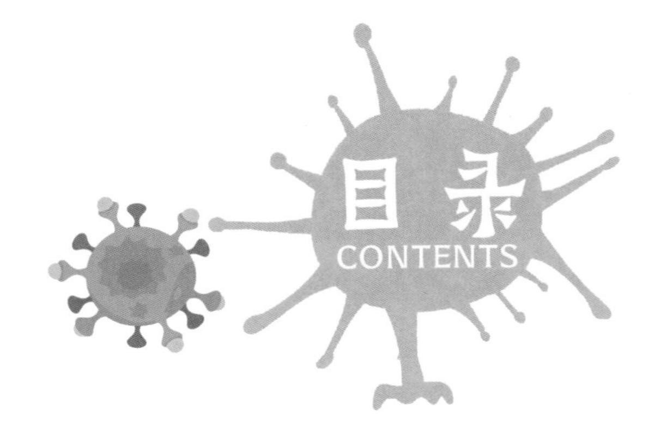

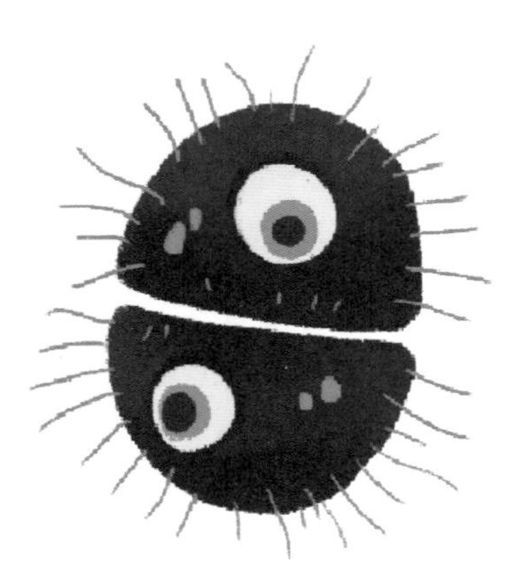

第一章　肠道：微生物的乐园

第二章　肠道菌群的来源

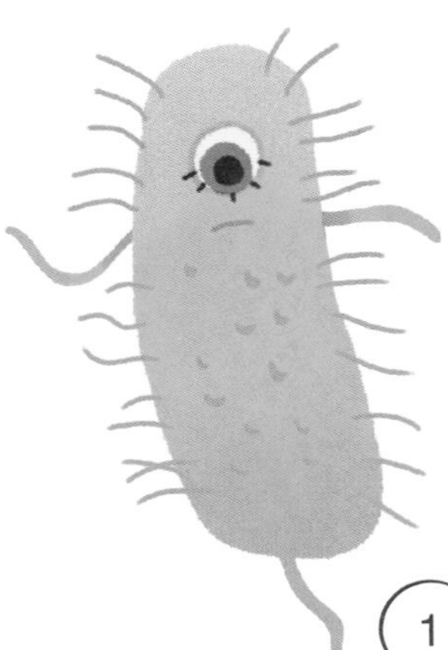

CONTENTS

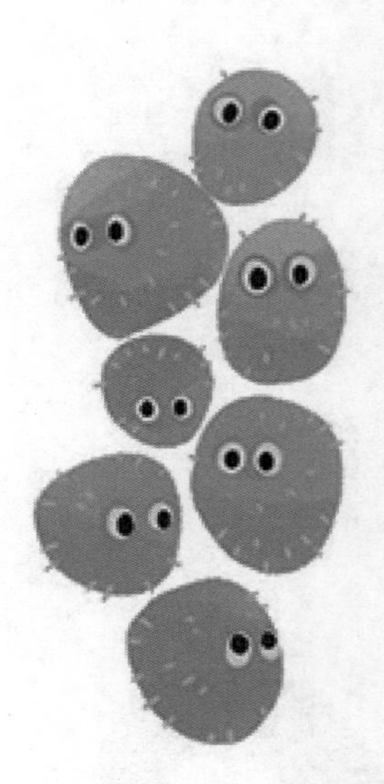

第三章　肠道菌群的内部景象

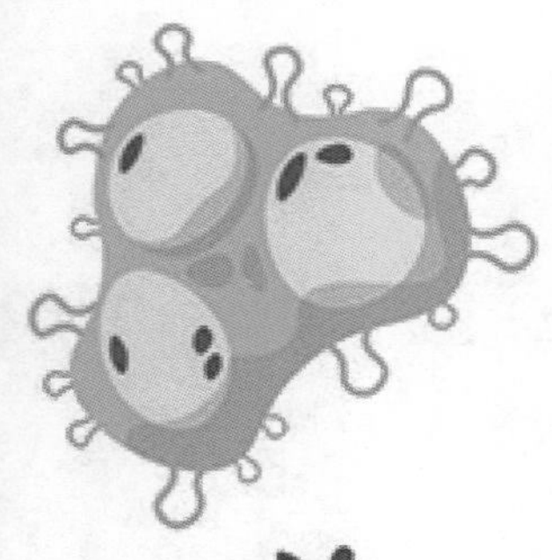

第四章　肠道菌群的作用

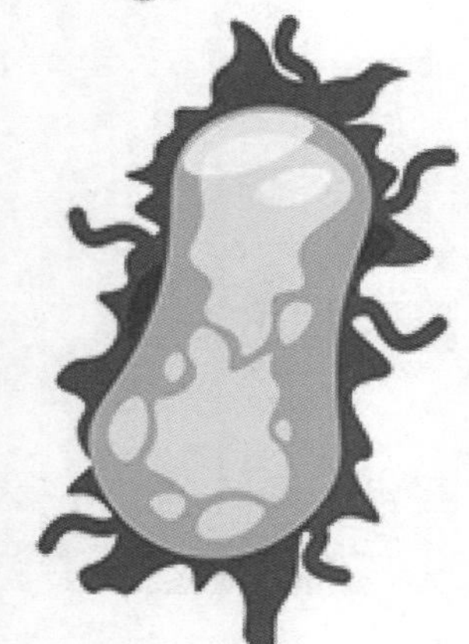

第五章　肠道菌群的宝藏

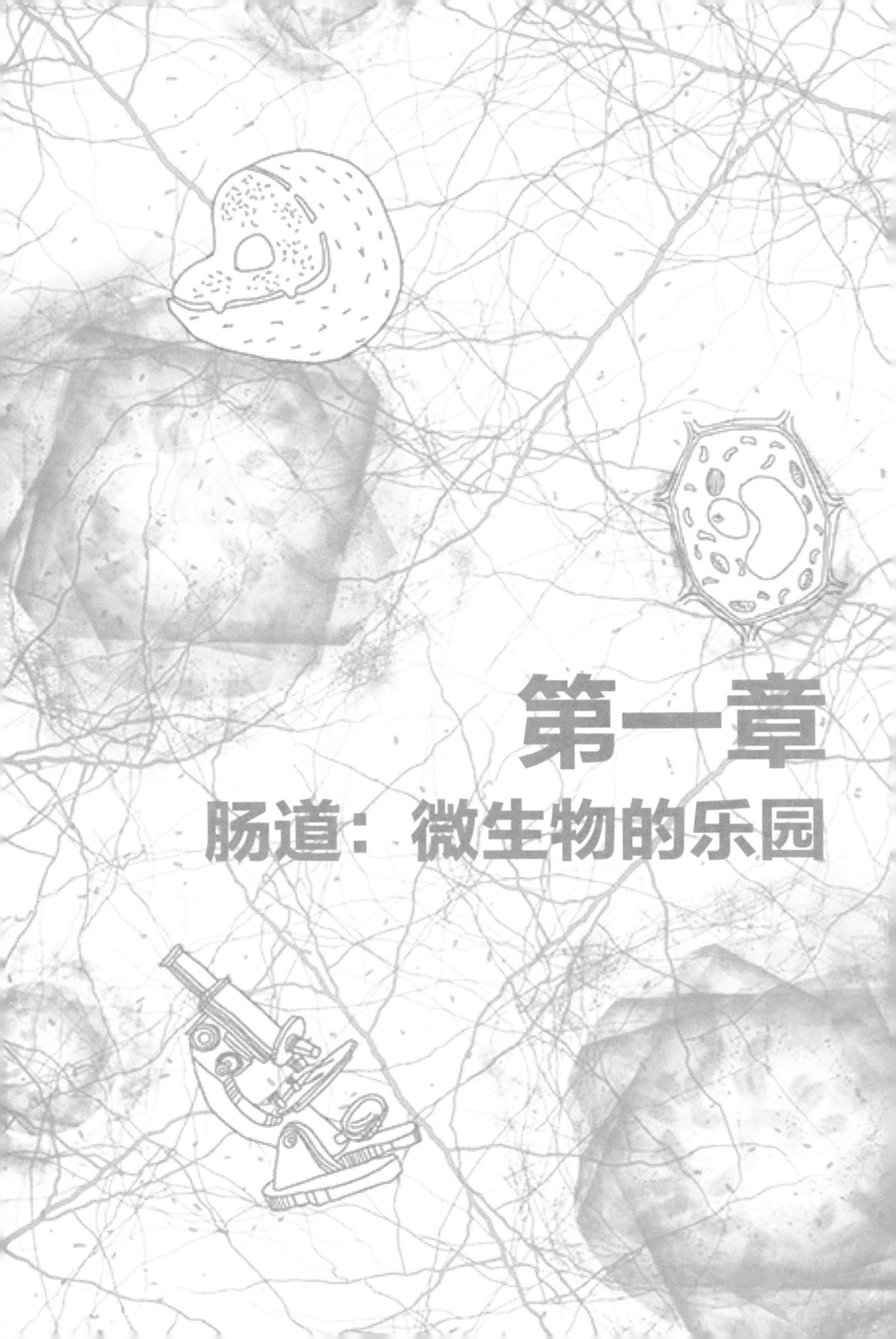

第一章

肠道：微生物的乐园

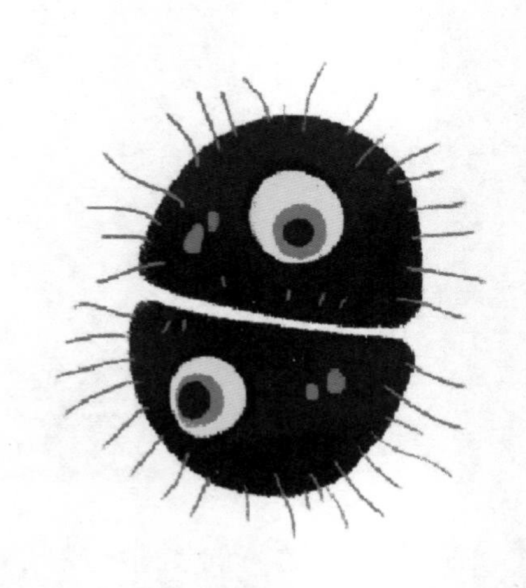

离不开的肠道菌群

科学家在做研究时，经常会用到一种无菌动物。有动物是无菌的吗？其实是在无菌环境下，人们给临产的动物进行剖腹产，然后将刚剖出来的幼崽一直养在无菌隔离罩里，这就是无菌动物。

一开始，这些无菌动物总是在养到一定时候就莫名其妙地死亡，后来科学家发现是喂养无菌动物的饲料有问题。无菌动物不能吃普通的饲料，因为饲料缺乏其所需的营养，而缺的这些营养正是由肠道菌群产生的，可是无菌动物是没有肠道菌群的，怎么办呢？科学家想了一个办法——在饲料里把这些营养补上，无菌动物就能健康地长大了。

即使无菌动物能在无菌环境下存活，身体发育也会不正常，比如肠子变薄、变短、蠕动慢，盲肠巨大，免疫系统发育不成熟，情绪和行为问题频发，总之，其生存质量非常差。

如果人类没有肠道菌群，还能存活吗？从理论上讲，这种实验是做不了的，不过历史上真有一个不得已远离微生物的“无菌人”。

在美国，有一个男孩被称为“泡泡男孩”，由于天生患有免疫缺陷病，出生仅20秒就被放到无菌塑料泡泡里隔离了起来。他完全不能接触任何微生物，吃的、用的东西都必须消毒，不能跟妈妈直接接触，也从来没有像其他孩子那样与小伙伴一起玩耍。

这些还不算什么，让男孩难过的是，由于长时间过这样的日子，他倍感孤独、沉闷、焦躁和愤怒。为了能像正常人一样生活，他勇敢地接受了骨髓移植手术，但不幸的是，手术造成了感染，他的年龄永远停留在了12岁。

在自然界中，完全无菌的情况几乎不可能实现，因为微生物无处不在，我们根本摆脱不了它们。现在科学家发现，不用达到无菌状态，仅仅让微生物减少就能影响人的身体健康。比如，微生物减少会导致肥胖症、糖尿病、过敏、癌症、抑郁症等多种疾病。可以说，人类离开了微生物，或者缺了某些微生物，都会影响自身的生存。

一个额外的身体器官

人体有许多不同类型的微生物，其中，科学家研究最多的是细菌。事实上，我们体内细菌的数量比自身的细胞数量还多得多。

人体肠道中有1000多种细菌，不同的细菌在我们的身体中发挥着不同的作用，大多数细菌对人体健康至关重要。它们共同组成一个额外的身体器官——肠道菌群，分布于人的全身，但肉眼根本看不到。这个器官不像其他器官有自己的形状、特定位置，即使这样，它仍然发挥着一个器官的作用。

正是由于人们意识到微生物在人体中的重要作用，从2007年起，美国就发起了人类微生物组计划，直到现在，对肠道菌群的相关研究一直都是研究热点。

无论是科研人员还是临床医生，抑或是做营养和保健相关工作的人员，甚至普通群众，都在持续关注肠道菌群这个领域。在科学家对肠道菌群的相关研究中，几乎每天都有新的发现，这些发现持续更新着我们的认知。

肠道菌群在我们看不见的地方默默为人体“工作”

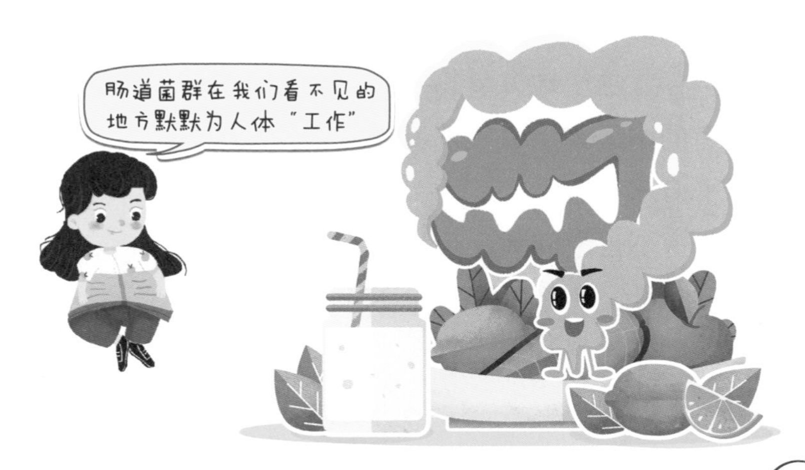

什么是肠道菌群？

科学家将生活在肠道中的所有微生物统称为肠道菌群。我们的体表和体内有大量的微生物，这些微生物的数量有将近39万亿个，而人体细胞的数量也才30万亿个左右。从数量上来说，人体微生物的数量已经远多于人体细胞的数量了。

你第一次听到微生物的个数有什么感觉？你肯定会想：这还了得！这么多的微生物在人体生存，那人类岂不是很危险？其实，这些微生物绝大部分都生活在肠道里，通常不会在人体“掀起风浪”。

在人体表皮上，每平方厘米大约有10亿个细菌，而在大肠中，每毫升肠液中就含有千亿个细菌。这也是为什么人们会特别关注肠道菌群了。

我们的肠道具有独特的微生态环境，特别适合肠道菌群生存。这个地方食物丰富，温暖、潮湿，并且位于消化道的中下端，氧气浓度极低，完全展开的面积相当于一个篮球场大小。

肠道不仅空间大、环境适宜，而且物产丰富，难怪人体80%的微生物都在这里“定居”。

肠道菌群都来自肠道吗？

科学家对肠道菌群的了解绝大部分都是从对排泄物的研究中间接获得的，少部分是通过黏膜采样获得的。那么，我们所说的肠道菌群都来自肠道吗？

从口腔开始，经过胃再到肠道，这一路都有微生物存在，并且都可以最终出现在排泄物里。我们一定得明白，肠道菌群的真实含义并不是简单地指肠道里面的细菌，我们目前认识的肠道菌群，包含了整个消化道的菌群，只不过肠道中菌群占的比例最大。

微生物在肠道里的分布很不均匀。一般来说，成年人的小肠的长度有6米左右，大肠长度大概有1.5米，小肠和大肠都属于肠道。每个人的肠道长度也都不一样，甚至可以相差好几米。

小肠内的微生物数量要比大肠、结肠少很多，因为小肠的主要功能是消化和吸收，食物从小肠通过的速度会比较快，以致很多微生物还来不及分解、消化，食物就进入大肠了。

当然，小肠内的微生物少，也可能是人体故意这样设置的，因为小肠里面充满了各种消化酶，时刻进行着分解反应，经过处理的食物大部分被分解成很容易被人体吸收的营养物质。毫无疑问，这些营养物质也很容易被微生物利用，所以人体严格控制小肠里面的微生物数量可能也是为了提高人体对营养物质的吸收效率。这种情况不是人类独有，几乎所有的哺乳动物都是这样，包括那些反刍动物。

食物进入大肠后，那些人体不能消化吸收的食物残渣可以在大肠里存留十几个小时，这样就给生活在这里的微生物足够多的时间来消化和分解了。有了食物，微生物也能发展和壮大自己的群体，所以大肠中的微生物的种类和数量最多。

肠道菌群的成员都有谁？

我们说肠道菌群，“菌群”的意思就是它不是单一个体，而是一个群体，这个群体包括细菌、真菌、病毒、噬菌体、原生动物，还有一些寄生虫等，这些微生物都属于菌群的范畴。

目前，我们对细菌的认识和了解最多，对病毒和真菌的了解可以说是刚刚开始，仍有非常多的有关菌群的构成和作用的知识等待科学研究来揭示。

微生物数量庞大，对于一个人来说，1.5千克至2千克的微生物实际上占了人体重量的2%左右，而人的大脑其实也只占人体重量的2%左右。从重量上来说，人体微生物的重量和人大脑的重量差不多。

有统计显示，在人体肠道中，细菌的种类超过1000种，真菌的种类有几百种，病毒的种类超过1000种。从生物分类学上来说，肠道中的这些微生物很多和我们人类是平级的，都属于“种”水平。从整体上来看，人体是一个多物种构成的生态体系，就像热带雨林一样，里面生活着各种各样的物种。

肠道菌群的作用

那么，肠道菌群对人体都有什么作用呢？目前的研究发现，肠道菌群的作用可能超过十几种，下面简单跟大家介绍一下。

肠道菌群和运动能力有关。一项2019年的研究发现，那些耐力比较强的人，比如专业运动员，他们的肠道拥有独特的微生物，并且其中的一些微生物能促使这些人拥有良好的体力和耐力。所以，你的运动能力怎么样，你是否能成为一个运动员，实际上肠道菌群能在其中起到一定的影响或决定作用。

肠道菌群可以影响体温。如果你的肠道菌群的种类和数量比较少，那么你的体温可能也会比较低，当把肠道菌群清除之后，你的体温有可能下降1℃。

肠道菌群还能够对抗病原体。位于人体肠道表面的菌群，能和进入人体的病原体进行斗争，防止它们入侵肠道。

肠道菌群可以参与食物分解。肠道菌群可以帮助人体分解和消化食物，那些不能被人体消化的食物能被肠道菌群分解、消化，除了满足自己使用之外，还能分泌一些营养物质供人体使用。

肠道菌群可以调节人的大脑。肠道微生物本身可以产生一些神经递质和激素，通过影响肠道神经系统和迷走神经系统来影响大脑。人体中95%的5-羟色胺和50%的多巴胺都来自肠道。

肠道菌群可以代谢药物。也就是说，你吃下去的一些药物有没有效还不一定，因为肠道菌群有可能把你吃的药物给代谢掉，导致药物失效。

肠道菌群还和维生素、骨密度相关。比如，维生素B族、K族以及维生素D的生成，也和肠道菌群相关。它们还能直接影响骨密度。

肠道菌群和代谢有关。肠道菌群能影响人的胖瘦。有多项研究证明，胖的人和瘦的人的肠道菌群本身就不一样。如果把一些特殊的菌分离出来给胖的人，那么胖的人就有可能变瘦。

肠道菌群与癌症有关。一些癌症的发生与治疗，都和肠道菌群的组成有关系。

肠道菌群还和免疫系统有关。前文提到人体有80%的微生物位于肠道，同时，人体还有70%的免疫细胞也位于肠道。微生物和免疫细胞实际上在肠道中是共生共存的。

研究发现，已经有50多种疾病和肠道菌群密切相关，并且我们人体的一些生理表现也都和肠道菌群密切相关。一些慢性病，如高血压、高血脂、高血糖等都和肠道菌群相关。一些精神疾病，如帕金森症、阿尔兹海默症、自闭症、抑郁症、焦虑症等也都被发现和肠道菌群有关。甚至有研究发现，肠道菌群还能影响精子质量，影响受孕过程。

人类对于肠道菌群的每一项作用都有非常多的研究，在这里只简单提及，详细的作用机制会在后面的章节中逐步介绍。

“分阴阳”的肠道菌群

据估计，地球上细菌的种类超过1000亿种，其中，在海洋和土壤中分布最多。在人体中，细菌是肠道菌群最主要的成员。人类肠道中的细菌很特殊，它们在肠道的生存状态在很大程度上取决于肠道微环境：氧气少、密度大、菌群种类多。

肠道中的细菌，有不同的大小和形状，一般的细菌只有零点几到几微米，几十个细菌叠加在一起才和一根头发丝的直径大小差不多，所以，人类只有借助显微镜才能看见细菌。

认识肠道细菌

细菌的形状，包括球状、杆状、螺旋状、链球状等。球菌的个头一般都比较小，直径为1微米左右，而杆菌的个头相对来说就比较大，宽度在0.2微米至1.25微米之间，长度可以达到5微米。在全部细菌中，杆菌的数量和种类要比球菌多。

细菌虽然都很小，但繁殖速度非常快。微生物的繁殖速度是呈指数级增长的，大肠杆菌的繁殖速度大概是15分钟至20分钟一代，如果营养充足，一个大肠杆菌在一天内就能繁殖100亿个，在两三天的时间里，就能从1毫克增加到跟地球差不多的重量。当然，这只有在理想的情况下才能达成，因为细菌也会衰老和死亡，所以它们永远也不可能与地球一样重。

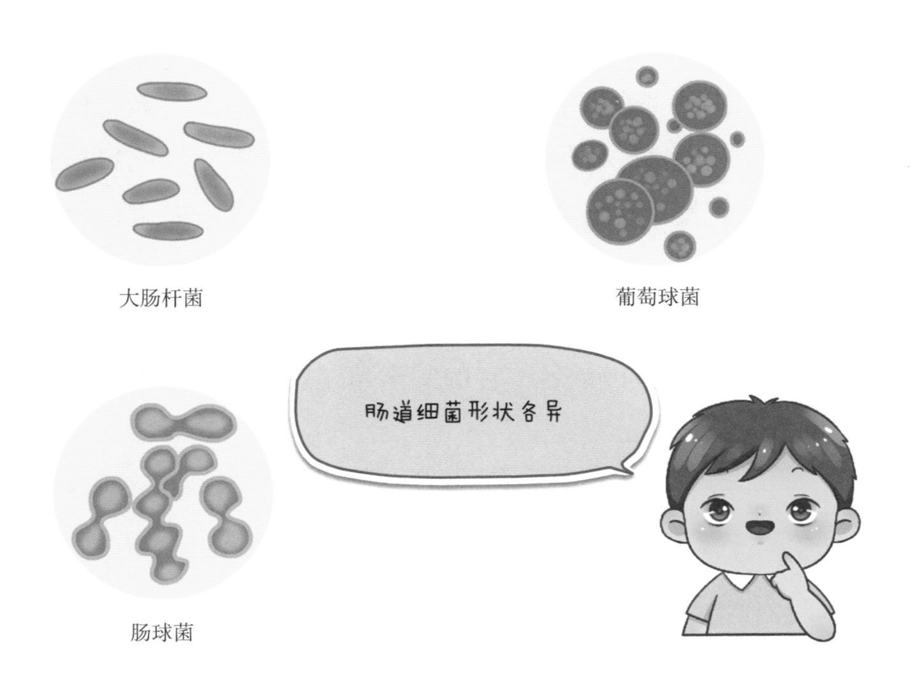

从分类上来说，人类肠道中的细菌可以分为门、纲、目、科、属、种几个级别，主要包括厚壁菌门、拟杆菌门，这两类细菌占肠道细菌的90%以上，剩下的还有放线菌门、变形菌门等。

按照种类分，在健康人群中，肠道细菌的种类超过1000种，常见的肠道细菌包括拟杆菌属、普雷沃氏菌属、瘤胃球菌属、柔嫩梭菌属、大肠杆菌属、双歧杆菌属、乳酸杆菌属、阿克曼菌属、梭杆菌属、罗斯氏菌属等。

我们拿最熟悉的大肠杆菌举例说明菌属的分类。大肠杆菌属于“种”水平，在更高层级的分类上，大肠杆菌属于肠杆菌科、肠杆菌目、变形菌门。这就好比想要确定一个人究竟是谁，可以从他的亲属关系中界定，分类等级越高，相当于辈分越高。菌株名就是人名，前面的属名相当于姓，比如大肠杆菌Nissle1917，大肠杆菌是姓，Nissle1917是名，它的父亲辈是肠杆菌科。

肠道细菌也分好坏

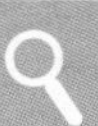

肠道里的细菌有好菌，也有坏菌，就像人类社会一样，有好人，也有坏人。一些细菌，如肺炎链球菌、肺炎克雷伯菌、鼠疫杆菌、结核杆菌，还有霍乱弧菌、痢

疾杆菌，等等，这些都是坏菌，也叫致病菌。这些细菌在历史上引起过多起瘟疫，比如黑死病就是由鼠疫杆菌引起的，造成人类大量死亡。

除了坏菌，肠道中还有很多对人体有益的细菌，比如双歧杆菌和乳酸杆菌。1906年，法国的一位儿科医生发现双歧杆菌在健康的孩子体内较多，而在有肠道疾病的孩子体内含量较少，所以，当时的人们认为双歧杆菌对人类的健康是有促进作用的。

乳酸杆菌大概是在1907年由俄国的科学家在研究高加索地区的老人时发现的，这些老人经常吃酸奶，还都比较长寿。后来科学家在酸奶中发现了一种乳酸杆菌，也就是现在做酸奶经常用到的保加利亚乳杆菌。这种菌被认为可能是让老人长寿的原因所在。

如今，科学家发现的肠道有益菌不止这些，还有脆弱拟杆菌、阿克曼菌、柔嫩梭菌等。

肠道细菌的作用

我们来举几个例子帮助大家更直观地了解肠道细菌和它的作用吧。

肠道中的具核梭杆菌是一种致病菌，是结直肠癌组织中最常见的细菌之一，这种细菌可能引发癌症，是未来结直肠癌治疗的靶标。有意思的是，这种细菌竟然是口腔中常见的共生菌。在口腔里，这种菌可以起到粘连作用，通过产生黏附素，把其他细菌连接起来形成生物膜。

不过，这种细菌的大量增加，会引起多种口腔疾病。它到肠道里更是不安分，有多项研究表明，具核梭杆菌会促进癌细胞增殖。

跑到肠道“兴风作浪”的具核梭杆菌，是引发结直肠癌的“罪魁祸首”之一。在那些结直肠癌患者的癌组织中，基本上都能检测到这种细菌的存在，可谓“证据确凿”。

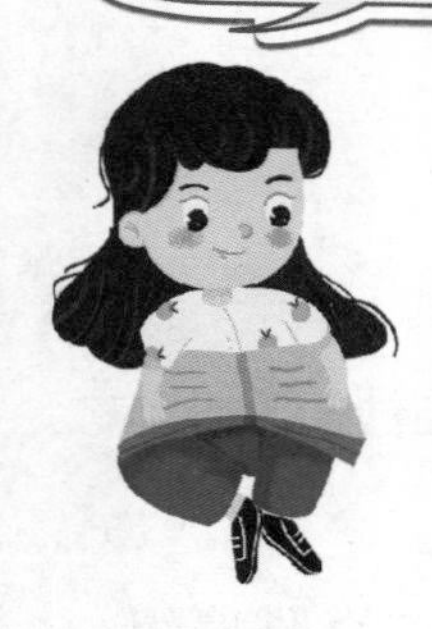

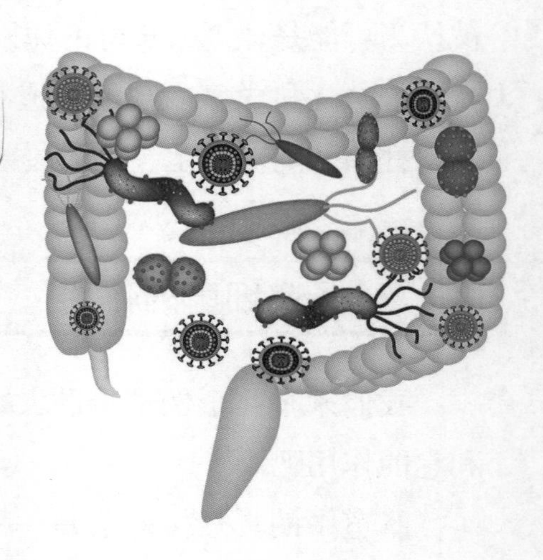

基于此，目前已经有一些研究机构和公司正在开发针对这种细菌的检测，把它作为潜在的结直肠癌的生物标志物，用于诊断和预后评估。一些制药企业开始把这些细菌当作治疗结直肠癌的药物靶点。

肠道中的具核梭杆菌能引发结直肠癌，肠道中的其他细菌反而可以帮助抗癌药物更好地发挥作用。

来自法国古斯塔夫·鲁西研究所的研究发现，常用的化疗药物如环磷酰胺的抗癌效果的发挥要依赖一些肠道细菌，比如肠道中的海氏肠球菌和肠结巴斯德氏菌等，这些细菌能配合化疗药物干掉癌细胞。当口服海氏肠球菌时，这种细菌本身就能激活脾脏中的T细胞抗癌免疫应答，这时候再服用环磷酰胺，通过它的细胞毒性作用，就可以有效地抑制肿瘤的生长了。口服肠结巴斯德氏菌与口服海氏肠球菌的作用类似，都能提高化疗效果。

肠道中的细菌，每一种都可能拥有不止一种作用。要想把这些细菌的作用搞清楚，可能还需要10年以上的时间，到那时候，也许随着我们对肠道细菌的了解越来越多，我们对疾病的认识也会越来越清楚，说不定，很多疾病通过改变肠道中的细菌就能治好了。

肠道“常住者”：厌氧菌

由于口腔是入口，随着说话和咀嚼，一些空气会进入食道，因此，从口腔开始一直到肛门，氧气的浓度是下降的，在大肠里，氧气浓度几乎可以忽略不计。因此，分布在整个消化道上的细菌种类、数量就和氧气浓度呈负相关，越往消化道下游走，氧气越少，细菌的种类和数量反而越多。

缺氧的生存环境决定了能在肠道生存的细菌主要是严格厌氧菌，比如，双歧杆菌、拟杆菌、阿克曼菌，这类菌在有氧气的环境中就不能生存。严格厌氧菌在肠道中占的比例最高，这也是它们难以在体外培养的一个原因。

另外，还有一些不太严格的厌氧菌，可以在一定程度上耐受氧气，它们被叫作兼性厌氧菌，比如乳酸杆菌、大肠杆菌，它们在有氧和无氧的环境中都可以生存，只是活性不一样。还有一种是好氧菌，它们占的比例相对来说就非常低了，比如芽孢杆菌、放线菌等。

神奇的革兰氏染色

除了根据氧气的偏好对肠道细菌进行分类，还可以根据细菌的细胞壁成分进行分类，将细菌分成革兰氏阴性菌和革兰氏阳性菌。

这种方式是依据细菌的染色反应进行分类的。这种染色反应被称作革兰氏染色，就是巧妙地利用两种细菌细胞壁的物质特性和孔径大小进行区分，在染色反应后，革兰氏阳性菌（G+）呈现龙胆紫的颜色，而革兰氏阴性菌（G–）呈红色。

革兰氏阳性菌的细胞壁有多层厚厚的肽聚糖层，可以多达50层，在不同的细菌类型中，可以占细胞壁总成分的40%—95%。有的革兰氏阳性菌细胞壁中还含有磷壁酸和脂磷壁酸。这个脂磷壁酸底部扎入细胞膜里，头部则深入细胞壁外层，牢牢地把细胞壁和细胞膜相连。

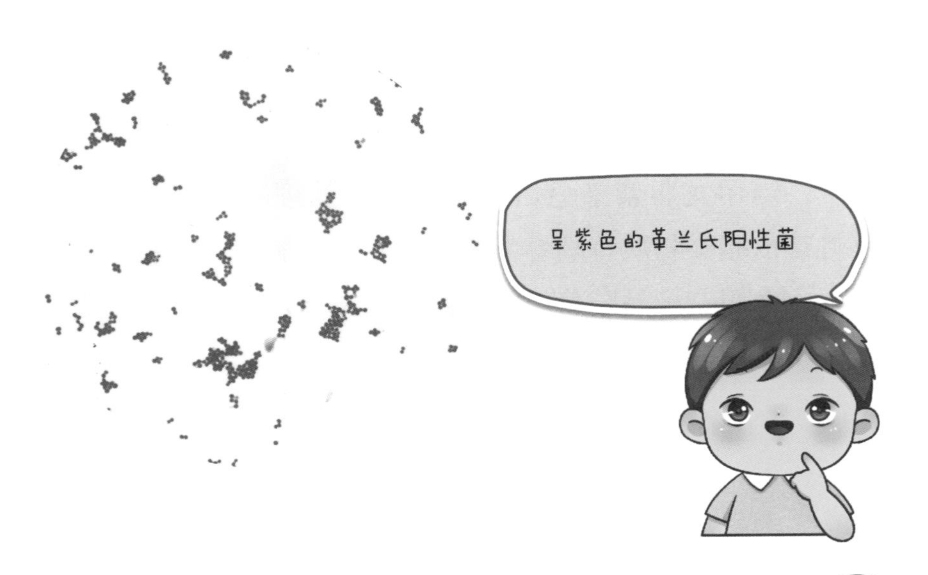

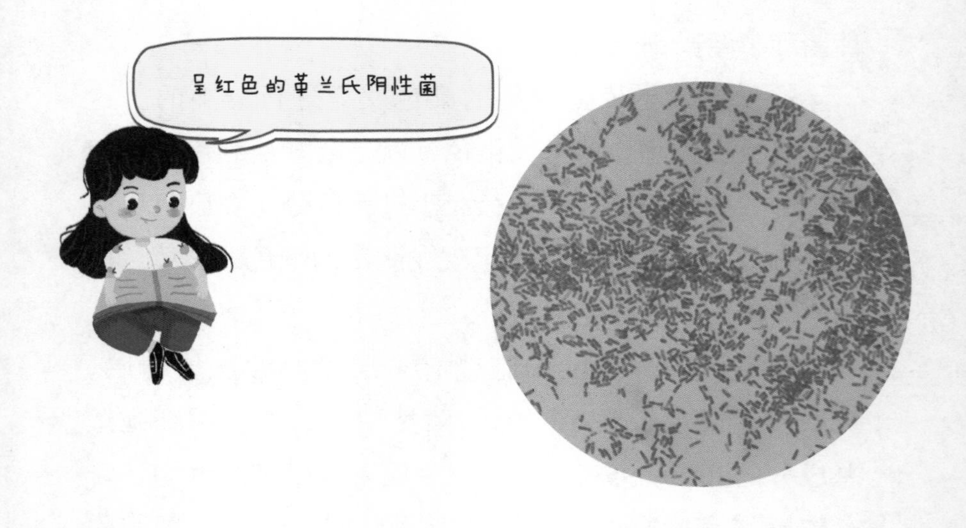

革兰氏阴性菌细胞壁中的肽聚糖层很薄，但是结构更复杂，在几层肽聚糖层外侧，脂类含量很高，主要包括脂多糖（又称内毒素）和渗透酶，以及一些孔蛋白等。脂多糖可以激发人体免疫反应，引起炎症，跟多种疾病的发生有密切关系。

当用龙胆紫染色后，再用乙醇处理时，革兰氏阴性菌的脂类物质特别容易溶解，于是细胞壁的通透性增强，龙胆紫极易随着乙醇溶液流出来，再用复染液（番红）染色时，就很容易呈现番红的红色。而革兰氏阳性菌的细胞壁致密，即使用酒精也不能把里面的龙胆紫清洗出来，也就呈现了龙胆紫的紫色。

细菌染色的秘密

为什么要对细菌进行革兰氏染色呢？这是因为没有染色的细菌在显微镜下很不容易被看到，在强光照射下，大部分细菌呈透明样，进行染色后就可以很清晰地看到细菌的形态。

当然，革兰氏染色法只是一种染色方法，实际上要想完全看清楚细菌的形态还要结合其他染色方法。有些细菌是有鞭毛的，要看清楚鞭毛就需要用专门的染色方法，比如硝酸银染色法。

染色的目的，除了方便人们用肉眼观察细菌之外，还可以让人们快速地对细菌进行分类。一些抗菌药物的研发过程也是根据细菌细胞壁的成分不同而设计的，知道了细菌的类型，也就可以快速地采取干预方案。直到现在，革兰氏染色法仍然是观察和检验细菌最常用的方法之一。

强大的细菌检测法

面对人体肠道中数量庞大的菌群，科学家是如何识别每一种细菌的呢？在高通量基因测序技术出现之前，科学家对肠道细菌的研究主要依赖培养法，也就是以人工合成的营养物质做培养基，把肠道菌群培养出来，让它们在人工创造的平皿里生长。这种培养法已经沿用了上百年，是对细菌等各类微生物进行详细研究的主要方法。

通过培养和分离技术，科学家不仅可以分离出活的细菌，还可以通过显微镜知道它们长什么样，知道它们最喜欢的生存环境是什么，而且能进行更详细的功能研究。但是，这种培养法也有缺陷，在目前的技术条件下，肠道细菌中的很大一部分都不能在体外进行人工培养，因为养不活！所以也就不知道它们是什么细菌，更谈不上研究了。

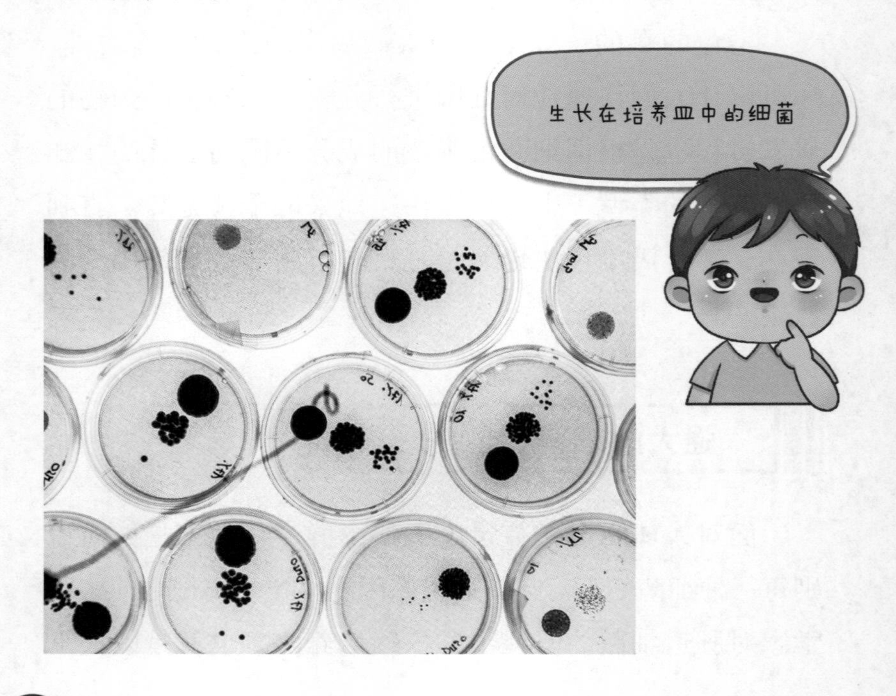

可是，细菌就在那里，难道养不活就不知道是什么细菌了吗？人类总是有办法的，随着分子生物学技术的发展，科学家可以采用不依赖培养的方法对细菌进行鉴定。

在所有细菌的基因组中，存在一段16S rRNA基因，这个基因是细菌编码核糖体rRNA的DNA序列。可别小看了这段序列，它编码的16S rRNA具有非常高的保守性和特异性，这段序列保留了细菌的分类信息。

在公共数据库GenBank中，16S rRNA序列的数据量已经超过280万条了，通过对这段DNA序列进行分析，我们就可以知道一个细菌“姓甚名谁”了。

对这段序列的研究主要包括三类方法：第一类是基于基因扩增技术的方法，比如PCR（聚合酶链式反应）；第二类是基于基因测序的方法，比如DNA纳米球、纳米孔测序技术等；第三类不同于上述两种方法，依据的是细菌基因组上的特异序列，主要是基因芯片技术、特异性探针法等。其他的方法，包括质谱法、拉曼光谱法等也都在使用。

近十几年来，随着高通量基因测序技术的发展，我们借助这种技术不需要对细菌进行分离和培养，就可以直接提取它们的DNA，再通过基因测序，就可以对它们进行分类和命名了。

令人担忧的肠道真菌

真菌也是肠道菌群的重要组成部分。有人估计，环境中的真菌种类可以达到150万种，其中一些已经在人体的皮肤、黏膜以及肠道上“定居”了。

人体的真菌，大概包括158个属和390个种，在消化道里一共发现了221种。人体的真菌种类占人体所有微生物种类的1/4左右。相比于细菌的总量，这些真菌的生物量还是比较少的，可能只占整个微生物总量的千分之一。

“狡猾”的致病真菌

人体的这些真菌中，除了极少数的真菌是病原体，绝大多数真菌都不会对人体产生危害，而少数的病原真菌也只是在人体免疫力低下时才会感染人。也就是说，真菌只影响免疫力低下的人，对绝大多数免疫力正常的人来说，一般不会产生影响。

在这些病原真菌中，对人体健康有影响的主要是隐球菌属，包括烟曲霉、新型隐球菌、荚膜组织胞浆菌、球孢子虫菌、假丝酵母菌、马拉色菌、念珠菌、曲霉菌、青霉菌等。在这些真菌中，又以念珠菌属为最多，可以占到整个真菌的80%左右。

前面已经提到致病真菌主要危害免疫力低下的人，而免疫力低下的人通常是什么人呢？毫无疑问，是病人啊。去医院看病的病人就是真菌的感染对象之一。有研究发现，真菌是医院中病人获得性感染的第四个主要原因。

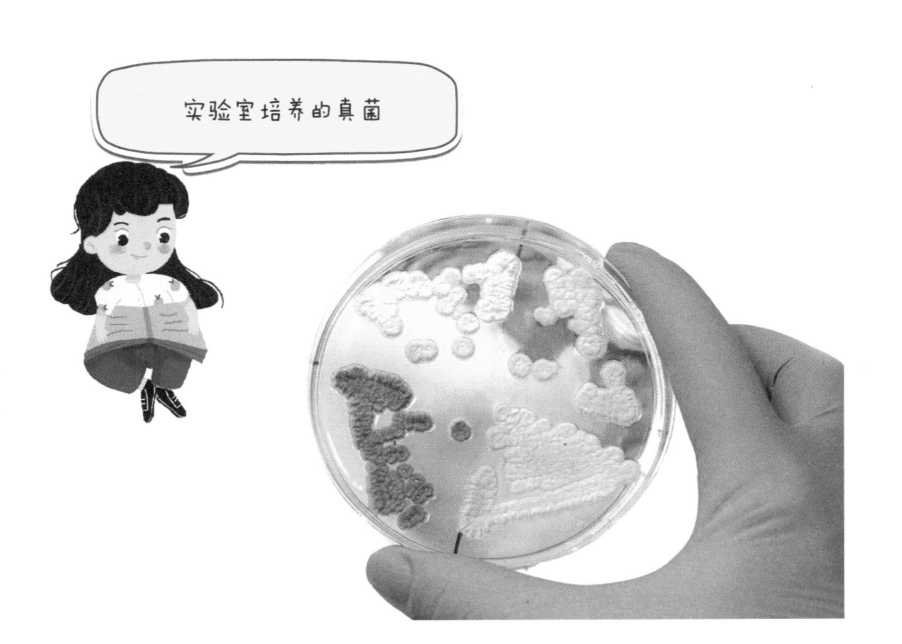

“善变”的肠道真菌

肠道中的真菌与细菌有些不同。真菌的稳定性不如细菌，也就是说，每个人肠道中的真菌容易受环境影响，特别是人们的饮食会导致真菌组成发生较大变化。比如饮食中的肉和蔬菜的比例发生变化，就能很快影响肠道真菌的组成。

使用药物也会导致肠道里的真菌家族成员发生很大的变动。肠道中的细菌和真菌既相互依赖，又相互制约。抗真菌药物和抗生素的使用会使肠道菌群中细菌和真菌之间的平衡发生改变，抗真菌药物可以直接杀死真菌，抗生素反而会促进真菌生长。因为使用抗生素后，细菌会被大幅度抑制，这个时候真菌少了细菌的抑制就会增多。

真菌大家族的变化还体现在形态上，同一种真菌还会“变脸”。很多引起人类疾病的真菌，都是双态的。正常情况下，这些真菌处于“安全态”，就像“狼人”一样，平时从外表看与常人并无不同，但是一到月圆之夜，就会变身为狼。对于这类真菌来说，在某些情况下会转变成“病态”。当转变成病态时，这些真菌就会对人体的健康造成危害，引发炎症性疾病、自身免疫性疾病或胰腺导管腺癌等。

在人体中，有一类白色念珠菌，平常都是酵母态的，圆滚滚的，能在人体中起不少作用。但是在某些特殊情况下，它会转化成霉菌态，这时候就会产生菌丝体，长出长长的“钉子”样的菌丝，侵染人体引起疾病。

可怕的真菌感染

真菌除了能感染肠道之外，还能进入血液系统，一旦进入血液系统，它就有可能随着血液循环进入身体的多个部位，包括大脑。

目前已经发现，一些与神经系统相关的疾病就和真菌感染有关。如果念珠菌进入血管，可能引起局部坏死性病变；而曲霉菌、枝孢菌和毛霉菌渗透进血管里，可能导致大脑中风。

在一些免疫力低下或免疫功能受损的人的血液中经常能检测到真菌，这种症状叫作真菌血症。一旦出现真菌血症，就意味着这个人的免疫系统已经明显受损。

哪些人更容易出现真菌血症呢？患有糖尿病、艾滋病，或者有严重伤口，如烧伤或手术外伤的人，容易出现真菌血症。真菌血症的出现一般伴随着中性粒细胞这类免疫细胞的减少。

另外，早产儿、器官移植后处于恢复期的患者、接受导管插入的患者，或者上了呼吸机、做了切口导管传输的病人，都特别容易感染真菌。

真菌除了能感染肠道外，还能感染空气。在医院里，一些免疫力低下的人经常出现院内感染、呼吸道感染的症状。还有就是，一些病人住院时间不长，但发现肺部有明显的呼吸系统感染。这些感染也是因为其免疫力下降，导致空气中的真菌孢子进入肺部，引起呼吸道感染。

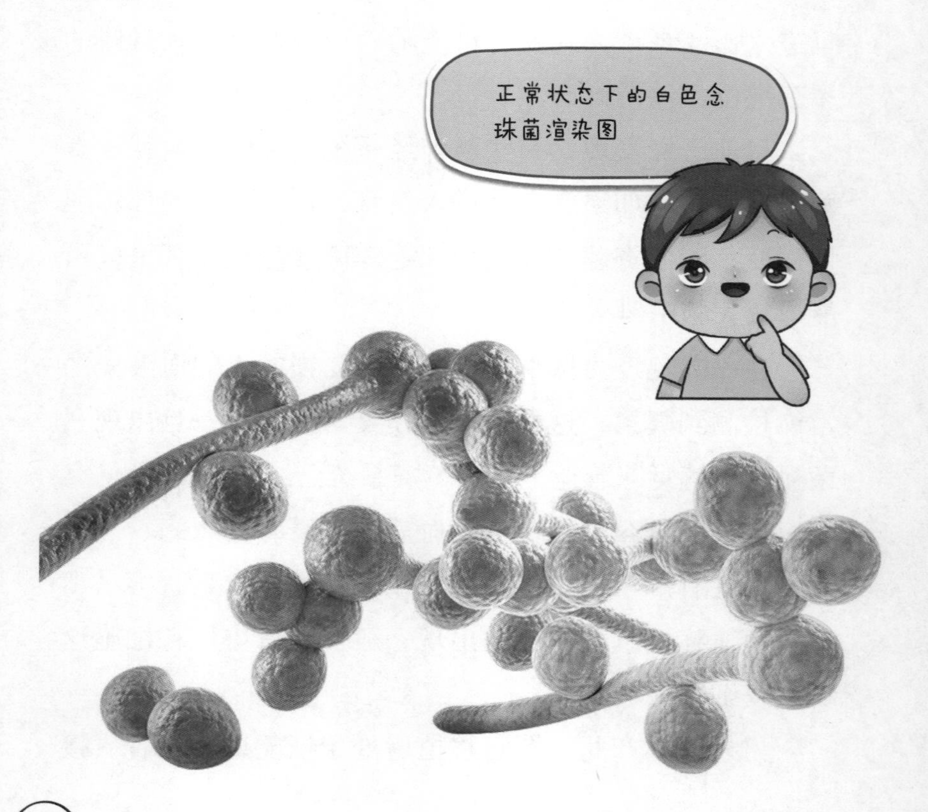

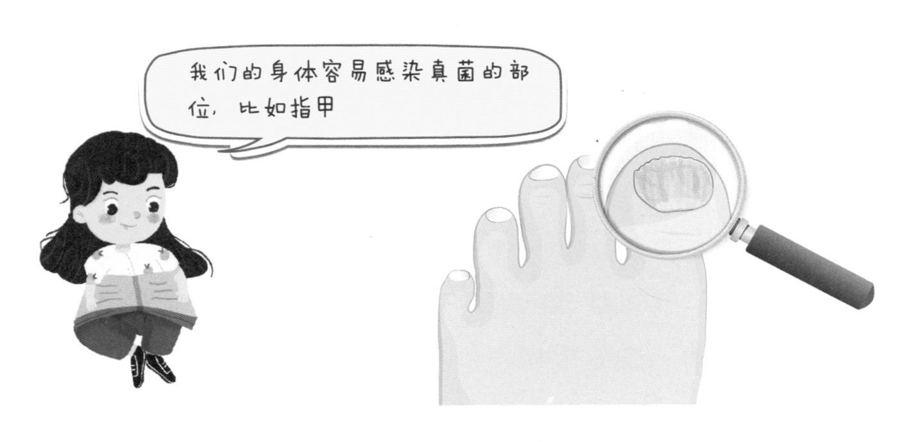

“嚣张”的耐药真菌

近年来，真菌感染已经引起了全球关注。2019年4月6日，美国《纽约时报》就以“致病真菌，治疗无解”为话题，报道了一种名为耳念珠菌的真菌。这种真菌是一种多重耐药真菌，也被称为“超级真菌”，已经在全球多个国家和地区出现，造成数百人死亡。在美国，截至2019年初，已经有587例确诊病例。可怕的是，被耳念珠菌感染的人的死亡率很高，大约有一半的人都会在3个月内死亡。

人被这种真菌感染后，会发高烧，伴有多器官衰竭和呼吸衰竭。更让人担心的是，目前还没有任何药物可以对付这种真菌。中国也发现了这种真菌的存在，截至2019年，中国已经发现了18例因“超级真菌”感染而死亡的病例。

在过去的10年时间里，这些“超级真菌”已经在世界各地不断出现，跟“超级细菌”类似。如果不幸被这种真菌感染了，谁都无能为力。

其实，耳念珠菌早在2009年就被日本科学家首次发现了。随后，亚洲和欧洲的多个国家和地区也都发现了被耳念珠菌感染的重症病例。2013年，英国爆发了多起感染事件，其中，仅一家医院就出现了72名感染者。

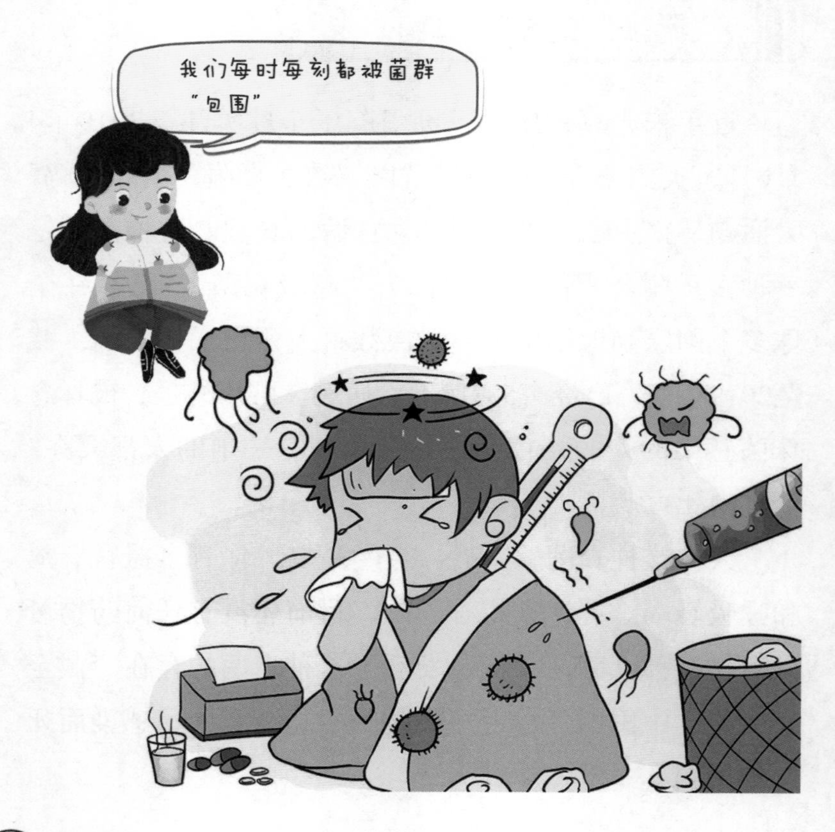

耐药真菌的产生：农药的使用和残留

对于耐药真菌在全球各地出现的原因，科学家一直没有弄清楚。科学家猜测，这种真菌会不会是从某个地方被发现之后传播出去的。因为，2009年日本首先发现了这种耐药真菌，随后它在欧洲出现，再后来在美洲被发现。

是不是觉得这个猜测很有道理？然而，令人不解的是，科学家通过对全球各地采集的真菌毒株进行分析，结果发现这些菌株相互之间并不存在亲缘关系，它们是完全独立进化的。也就是说，在全球不同地方存在的同一种真菌，不约而同地进化出耐药性。这就更不可思议了。

这其中一定存在什么其他原因，导致在全球各地都出现被同一真菌感染的病例。难道它们相互之间能打电话、能通过量子通信彼此沟通吗？估计它们还没进化到那么厉害。

对于这个问题，目前还没有确切答案。虽然我们对耐药真菌的了解不够多，但是对于耐药细菌，由于与其打交道的时间比较长了，我们还是有一些了解的。那为什么全球会出现特别多的耐药细菌呢？其实，主要原因是抗生素的滥用。

耐药细菌的形成，并不一定需要耐药细菌之间相互交流。全球使用的抗生素种类就那么几种，相同的药物对细菌做了定向选择，也就难怪细菌会产生类似的耐药性了，那么超级细菌在全球多个地方出现也就不奇怪了。

对于耐药真菌来说，应该也存在相同的耐药机制。也就是说，可能是杀真菌的药物引起的耐药性。真的是这样吗？未必！

抗真菌药物和抗生素差远了。令人疑惑的是，人类被真菌感染的可能性要比细菌低很多，毕竟绝大多数健康人的免疫系统是可以抵御真菌感染的。相比于抗生素，抗真菌药物的使用量也非常少，另外，抗真菌药物的种类少，价格也贵，所以，还没出现滥用的情况。

没有滥用抗真菌药物，那有没有可能滥用其他药物呢？你别说，还真有可能。虽然抗真菌药物在人类身上用得不多，但在农业上应用非常广泛。在农业上，大量真菌是植物病害，会导致多种农作物发病，而很多农药都是用来杀真菌的。

在自然界中，引起农作物发病的真菌和引起人体发病的真菌，它们之间的亲缘关系很近，而且它们可以相互借鉴抗药性。另外，即使真菌之间没有交流，农作物中残留的抗真菌药物也有可能随着我们吃的食物进入人体，这些抗真菌药物就会间接地杀灭人体的真菌。

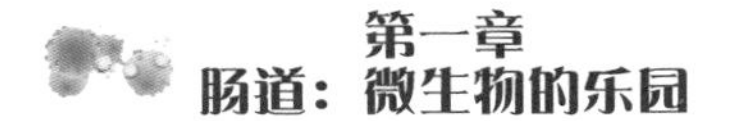

经常吃这些含有抗真菌药物的食物的人，就相当于其肠道中的真菌一直被这些抗真菌药物毒杀。随着人肠道中的真菌和吃下去的这些抗真菌药物长期博弈，在博弈过程中难免会产生一些耐药真菌，进而逐渐变成具有抗药性的“超级真菌”。

科学家通过对环境中的真菌进行研究发现，尤其是在农田中，耐药性真菌早已经大量存在了。这些真菌如果感染人，就能转化成像耳念珠菌一样的耐药真菌，危害人体健康。

环境中的耐药真菌还有可能跟肠道内的真菌进行交流，就像超级耐药细菌一样，彼此之间交换抗药基因、

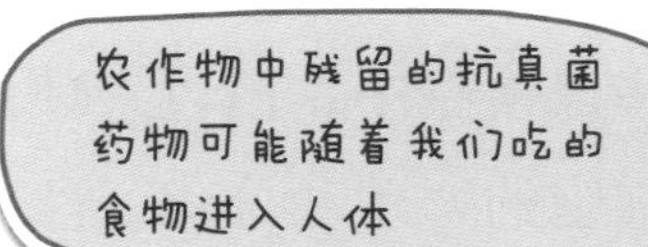

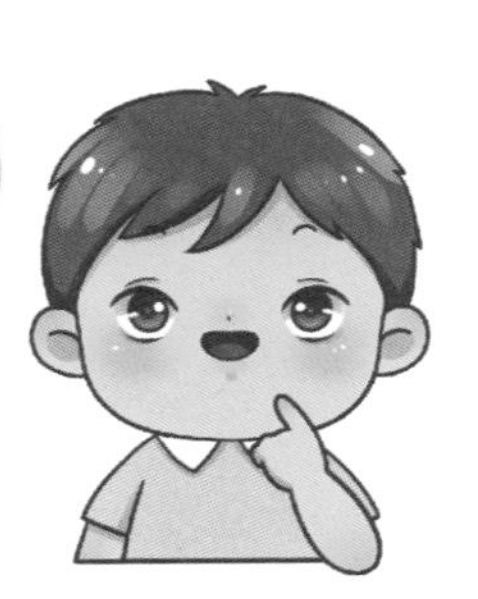

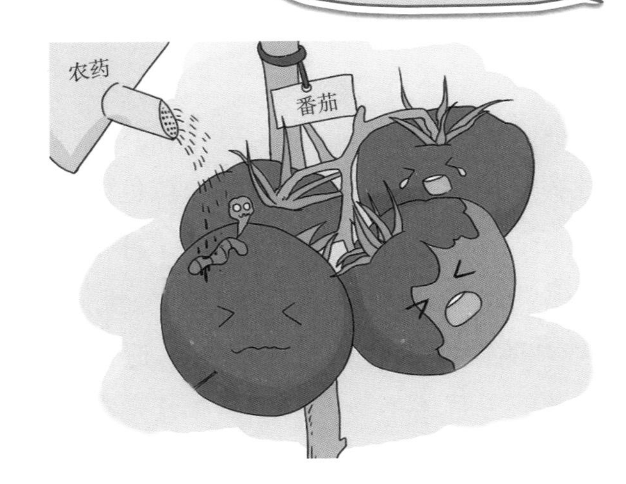

耐药基因，加速抗药性真菌的出现。一旦人体内出现这些“超级真菌”，人体是没有好的应对方法的，易感人群就成了第一波死亡的人。

真菌对人体也有好处

前面一直在讲真菌对人体的危害，其实，绝大部分真菌对人体是没有坏处的。真菌在人体中起到一种平衡作用，可以抵抗病原体，调节免疫系统，也就是说，真菌会抑制细菌的数量。同时，有一些真菌还会对人体健康产生积极影响。

研究发现，一些真菌可以影响人的造血功能，增强人体免疫力。在小鼠模型中，白色念珠菌可以刺激造血干细胞和定型祖细胞的增殖和分化，然后，促进粒细胞的生成，使造血干细胞分化成巨噬细胞和单核细胞衍生出的树突状细胞增多。

在体表，覆盖在人体上皮表面的真菌可以和其他微生物相互作用并发挥有益作用，如皮肤中的马拉色菌能利用皮肤上的油生长，再分泌抑制致病菌的抗菌物质，抵抗皮肤病原菌的感染。

所以，真菌对人体健康也有积极的作用。遗憾的是，我们对人体真菌的了解还不是特别多，尤其是在真

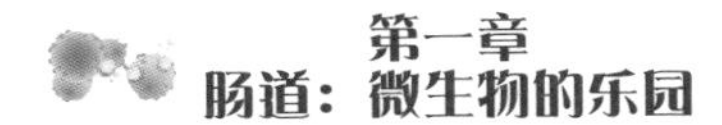

菌对人体健康的促进作用这一方面。真菌感染已经成为一个全球性的问题，而我们对于真菌耐药性增强的问题仍然没有很好的应对方案。

可以说，开展对“宿主—真菌”相互作用的深入研究，开发更多抗真菌药物，并进一步探究真菌影响宿主健康的机制，挖掘真菌产生的有益化合物，等等，对促进人类健康和治疗疾病具有重要意义。未来，我们还有大量的机会去认识和发现真菌的奥秘。

树突状细胞因其成熟时伸出许多树突样或伪足样而得名

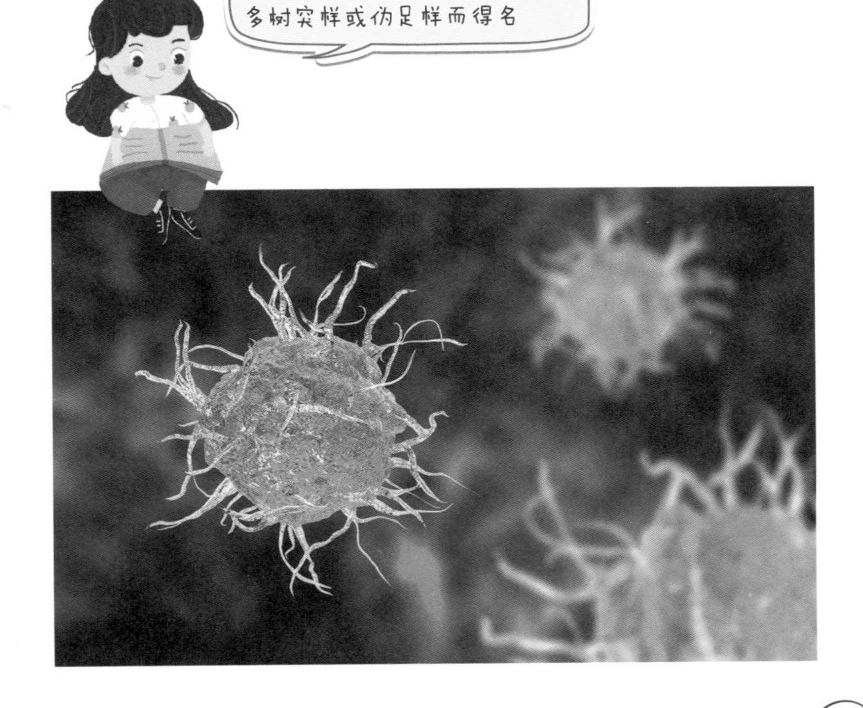

肠道中的“细菌猎手”

病毒比细菌和真菌都要小，并且构成简单，外面是一层衣壳，里面是核酸。病毒没有细胞器，它们不被认为是细胞，甚至不被认为是生命体，而是介于生命体和非生命体之间的，只能靠侵染其他细胞生存的生物。

病毒看起来简单，但要论它们的繁衍能力，那效率可不是一般的高。无论是真核DNA病毒还是真核RNA病毒，只要里面的核酸物质被注入一个完整的细胞里，这些核酸就能“绑架”这个细胞，利用细胞里的合成机器，帮助病毒复制无数的核酸分子，同时根据核酸分子编码的基因，制造出病毒外壳。

当制造出足够的核酸分子和病毒外壳时，这两部分还能在细胞里组成完整的病毒。这时新的病毒就会突破这个细胞，把细胞杀死，进而复制出大量病毒并扩散，继续侵染新的细胞。

人类体内的病毒也被称作人类病毒组，到目前为止，科学家对人类病毒组的研究并不多。在人类病毒组中，有真核DNA病毒和真核RNA病毒，如致病性的猴免疫缺陷病毒、肠道病毒以及人类免疫缺陷病毒（艾滋病病毒）等都属于真核DNA病毒；而冠状病毒、流感病毒等属于真核RNA病毒，它们都是可以侵染人类细胞的病毒。

在肠道中鉴定出的真核RNA病毒中，最常见的病毒是肠病毒、呼肠孤病毒、烟草花叶病毒和札幌病毒。而在真核DNA病毒中，指环病毒最常见，这种病毒可以反复、持续、稳定地存在婴儿的肠道中。科学家对这些病毒的研究非常少，只有很少的报道证明指环病毒和宿主的免疫状态有关系。

人体肠道内的病毒，可以分为两类：一类是能侵染人体的病毒，这类病毒只侵染真核细胞；另一类是不能侵染人体的病毒，它侵染的对象是原核细胞。

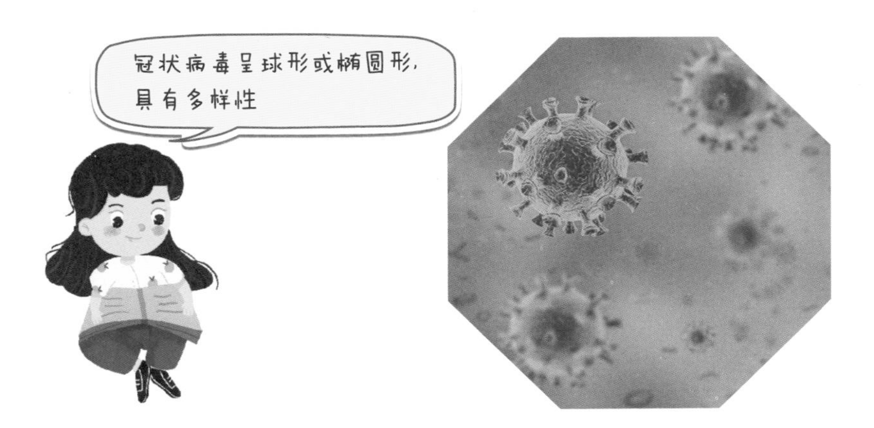

好在病毒比较“专一”，侵染人类的病毒一般不会侵染细菌，侵染细菌的病毒也不会侵染人类。然而，令人担忧的是病毒的跨物种侵染，比如侵染动物的病毒可能会侵染人类，这就容易引起人类的恐慌。

吃细菌的病毒：噬菌体

人体内的病毒，无论是真核DNA病毒还是真核RNA病毒，在绝大部分时间里都不会感染人，甚至那些专门感染原核细胞的病毒还对人体健康有益。这种病毒有自己特殊的名字，叫噬菌体，也就是专门“吃”细菌的病毒。

噬菌体，作为人类病毒组中主要的成员之一，在人类病毒组中占绝大多数。也就是说，在肠道的所有病毒中，只有非常少的一部分病毒是能侵染人体细胞的，绝大多数病毒是侵染肠道中的细菌或真菌的。

对婴幼儿的肠道病毒组的研究发现，真核病毒在婴幼儿早期肠道样本中含量非常低。随着年龄的增长，真核病毒的数量才逐渐增多。这说明真核病毒的来源可能不是母亲，而是环境。

真核病毒可以通过环境进入人体。与真核病毒相比，专门吃细菌的噬菌体，它们的丰度在刚出生的婴儿

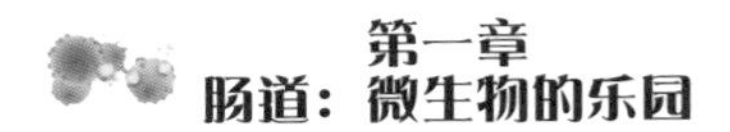

体内最多，随着孩子年龄的增长，噬菌体的丰度才逐渐降低。也就是说，噬菌体的种类多样性随着孩子年龄的增长而降低，噬菌体与真核病毒存在此消彼长的关系。

肠道微生物中的噬菌体，在不同年龄段的人的体内差别较大，跟婴儿不同，健康的成年人体内的噬菌体主要由有尾噬菌体目和微小噬菌体科组成。人体内最丰富的噬菌体是有尾噬菌体目，包括长尾噬菌体科、丝状噬菌体科、肌病毒科等，其次是短尾噬菌体科和微小噬菌体科。

对人类来说，噬菌体和真核病毒此消彼长的关系究竟有什么意义呢？有一种说法是，作为婴儿最初免疫力的一部分，噬菌体可以抵御病原菌，等到婴儿的免疫系

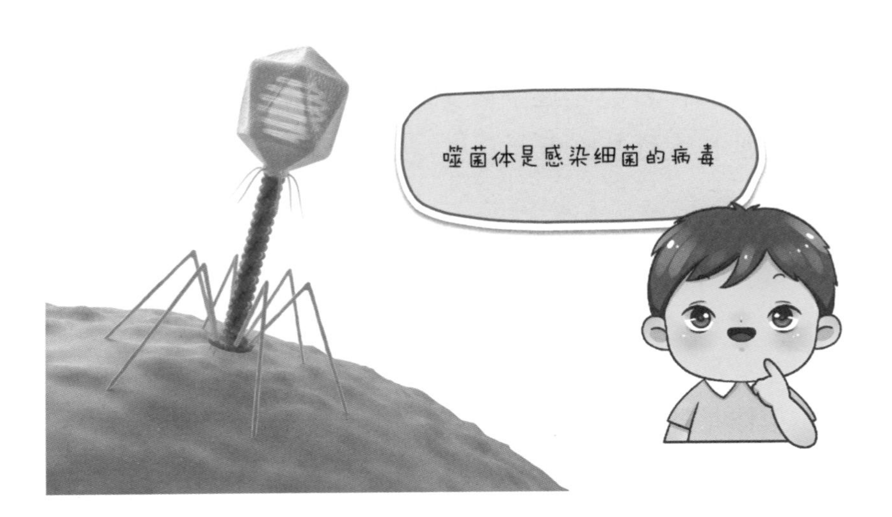

统发育完善，噬菌体完成自己的使命之后就逐渐减少，真核病毒才逐渐增多。

除了真核病毒和噬菌体之间此消彼长的关系之外，噬菌体内部也存在类似的关系。当孩子长到2岁时，病毒组会出现明显变化，表现为有尾噬菌体目减少，微小噬菌体科开始增多。

在人体内，有尾噬菌体目和微小噬菌体科两者之间有相互抑制的关系，在有尾噬菌体目多的情况下，微小噬菌体科就少，可谓是“有我没你，有你没我”，彼此势不两立，相互抑制。

科学家猜测，肠道噬菌体的这种变化规律和肠道中细菌的变化规律相匹配。噬菌体吃什么呢？细菌啊！当噬菌体的组成发生改变时，相应的噬菌体的食物——细菌，也会跟着改变。科学家观察到，随着人类年龄的增长，噬菌体种类是逐渐减少的；而细菌多样性也随着婴幼儿的长大逐渐降低。

人体内部的“保护伞”

噬菌体和细菌之间是捕食者和猎物的关系，其中，噬菌体是捕食者，细菌是猎物。

2020年4月，一篇发表在《自然》杂志上的文章，进一步揭示了母乳喂养影响人类病毒组构成的规律。在4个月的婴儿体内很难检测到真核病毒，主要是以噬菌体为主，但是4个月之后，婴儿体内就逐渐出现真核病毒了。令人感到意外的是，对于那些用母乳喂养的孩子来说，体内出现真核病毒的时间更晚；而以配方奶为主喂养的孩子，体内比较容易或过早地出现真核病毒。

喝配方奶的婴儿体内的病毒多于喝母乳的婴儿，主要是受环境的影响

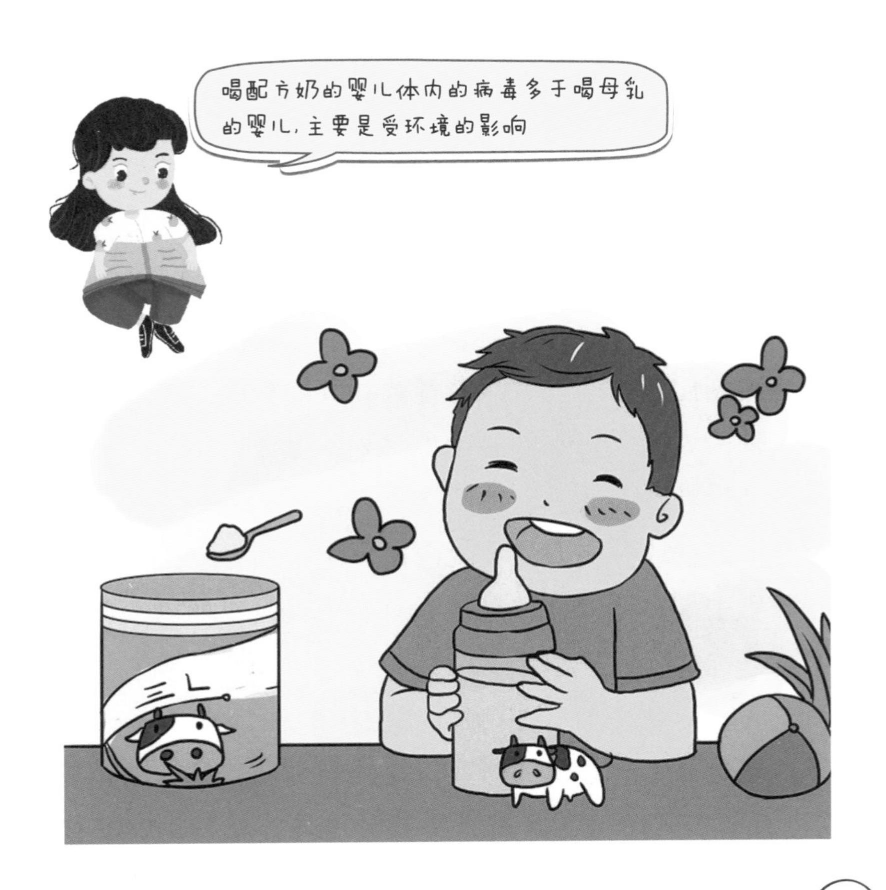

除了出现时间有差别，存在比例也不同。研究者对125名3—4个月大的婴儿进行调查后发现，喝配方奶的婴儿中有30%的粪便样本能检测到真核病毒；相比之下，纯母乳喂养或混合喂养的婴儿中，只有9%的粪便样本能检测到真核病毒。也就是说，母乳喂养可以为婴儿减少70%的病毒载量。

既然喝配方奶的孩子的病毒载量高，那么是不是配方奶引起孩子粪便中的病毒载量增加了呢？为了排除这个因素，研究者又做了一个实验，对所有孩子喝的配方奶进行了病毒分析，结果并没有从这些配方奶的奶粉里检测到病毒。也就是说，这些孩子肠道内增加的病毒并非来自食物，而是来自环境。

此外，这个研究还发现，母乳喂养的孩子，粪便中能检测到比较高水平的双歧杆菌和乳酸杆菌。同时，以这两种菌为猎物的噬菌体的种类和数量也更丰富，尤其是在纯母乳喂养的婴儿体内。所以，婴儿出生之后体内病毒组的构成，主要受环境因素影响，而母乳喂养是这些因素中最主要的，并且是能对病毒组组成加以选择的因素。

为什么母乳可以影响病毒组组成呢？有人曾经对母乳做过非常有意思的研究，他发现母乳本身特别容易“勾引”噬菌体。噬菌体只要接触母乳，就特别容易存

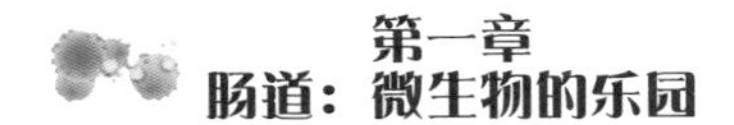

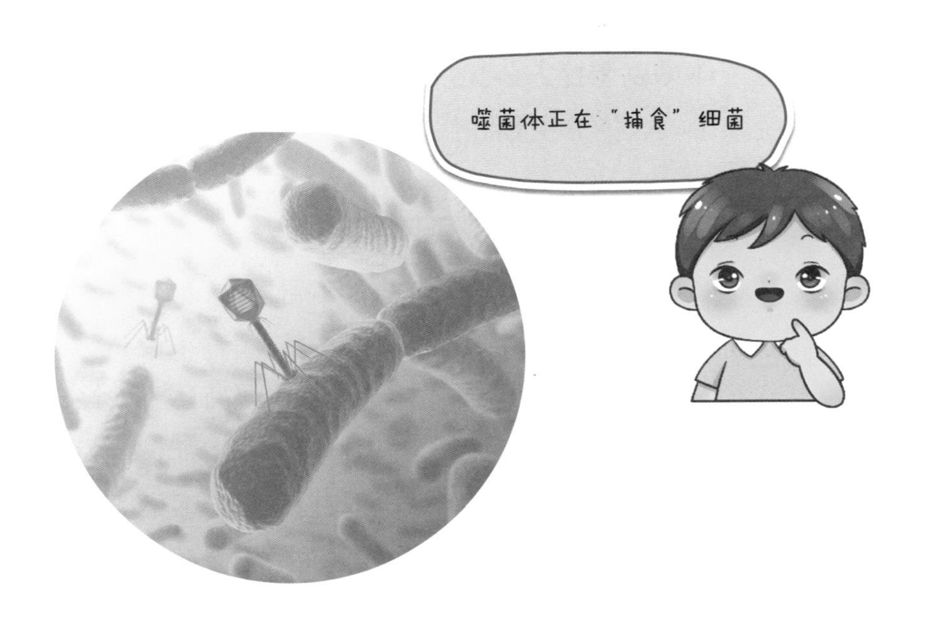

活。并且，在肠道黏膜层里，噬菌体数量和细菌数量的比例是40∶1；而在环境中，一般噬菌体和细菌的比例是10∶1。那是不是说明噬菌体作为捕食者，在控制肠道细菌这个猎物的组成上发挥着重要作用呢？

很有可能。有一种说法认为，噬菌体其实是我们人体最初的免疫系统，现在仍作为免疫系统的一部分发挥着抵御病原细菌的作用。正是因为噬菌体的存在，才维持了人体内细菌和真菌的平衡。

有人估计，人体每天可以通过肠道吸收300亿个噬菌体。对于人体内所有的噬菌体，有一个专门的称呼，即噬菌体组。这么多的噬菌体可以干什么呢？目前认为，噬菌体可以调控人体免疫反应，还可以通过调控免疫系统来影响人体的生理和代谢。

病毒：人类共同的敌人

人体肠道里的病毒相对于自然界中的病毒来说，无论是在数量上还是种类上占比都非常少。有研究估计，在所有哺乳动物和鸟类中，有160万种病毒尚有待发现，在这些病毒中，有65万—84万种病毒能感染人和导致人类产生疾病。看到这个数字，你是不是感到有些恐慌呢？

为了应对病毒对人类健康的危害，早在2018年就有科学家联合发起了“全球病毒组计划”。这个想法始于2016年，当时来自亚洲、非洲、美洲和欧洲的横跨产业界、学术界、政府间机构、非政府组织和私营部门的利益相关者开始为这一计划设计框架。2018年2月23日，《科学》杂志以“全球病毒组计划”为题向全世界公布了这项计划。中国和泰国的野外调查已于当年开始实施。

人们发起这项计划的初衷是希望能做到未雨绸缪，在全球爆发病毒性流行病之前，主动和提前鉴定出病毒威胁，为这些威胁的发生做好准备，而不是等到病毒引起流行病后，全球各国才被迫针对病毒引起的流行病做出反应。因为，那时候已经晚了。人类已经在埃博拉病毒、SARS病毒、寨卡病毒等上栽了跟头，不能再重蹈覆辙了。

“全球病毒组计划”的目标是鉴定出地球上大部分未知的病毒，并且阻止它们传播。有人认为这样做可以避免“大流行病时代”的到来。

人类能预知病毒的爆发吗？恐怕还不能。即使人类与病毒有过多次“交锋”，人类仍然不能摸清病毒的“脾气”和“秉性”。病毒的爆发是随机的，人类在新型冠状病毒肺炎疫情爆发之前并没有发现什么明显征兆，同时，病毒的爆发也没有明显的地域特征。

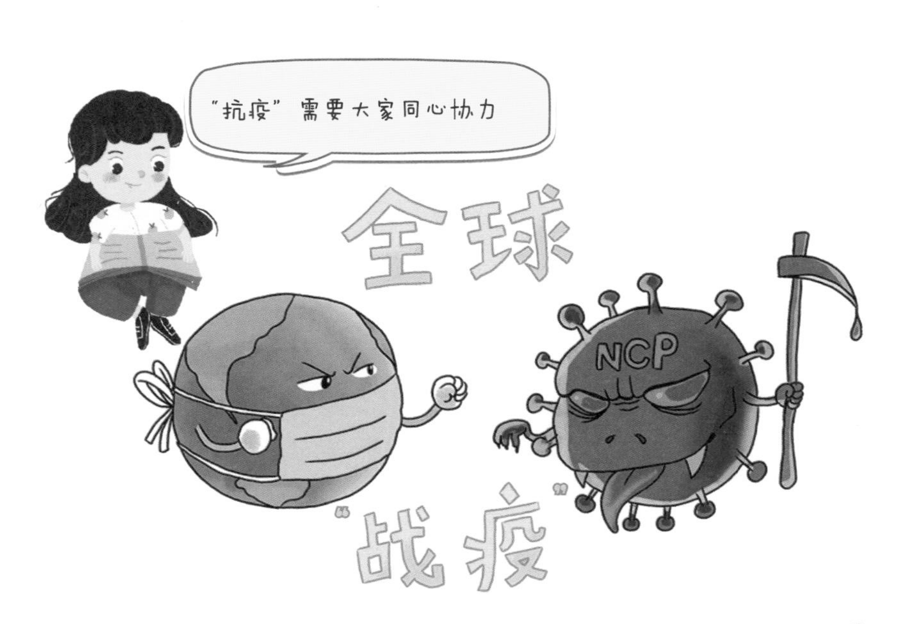

所以，摆在全人类面前的难题就是如何预防病毒爆发，以往的经验告诉我们，预防流行病爆发比等到流行病爆发后再做出反应付出的代价要小得多。

截至目前，人类已经在动物和人类身上发现了1000多种独特的病毒。“全球病毒组计划”打算构建出每种病毒的生态图谱，搞清楚每一种病毒能感染哪些物种，是在哪里被发现的，哪些人群或动物能接触到它。如果我们把可能威胁人类生存的病毒都详细地普查了，就能做到心中有数，甚至有可能预防病毒爆发。

美国约翰·霍普金斯大学发布的《全球卫生安全指数2019》报告指出：“没有一个国家完全做好应对流行病或大流行的准备，各国都表现出某种形式的脆弱。”因此，全球各国必须马上团结起来，共同面对疫情，不仅仅是正在爆发的疫情，更重要的是一起应对未来可能爆发的疫情。

正在消失的肠道寄生虫

你亲眼见过寄生虫吗？对于“00后”“10后”的孩子来说，大部分人可能会回答：“没有。”

如果是“80后”，可能还对寄生虫有些印象。“80后”是否还记得，上小学时，学校会让你们吃打虫子的药，那药味道有点怪，但是甜的，形状像一座塔，也被称作“宝塔糖”，这种药能把肠道里的寄生虫给杀死。吃下这种药后不久，排便时，大便里可能就会有白色的、长长的寄生虫。

寄生虫的真面目

寄生虫的形状是长条形的，看起来比较恶心，已经和人类“相处”了几千年，在这期间，寄生虫病一直都是威胁人类健康的主要疾病之一。随着我们对寄生虫的认识和了解的深入，再加上长期对寄生虫病的防治，现在基本上很难发现由寄生虫感染的病例了。

寄生虫根本不用进入人的黏膜里，只需牢牢地吸附在肠道上，就能源源不断地从人体获得营养，等长到20厘米至30厘米时就成熟了，产卵后的寄生虫会死亡，排大便时就会被排出来。

寄生虫之所以会在人体肠道内存在，是由于环境不干净。以前，由于经济和卫生条件不好，粪便有时会被当作农家肥使用，里面的虫卵就会进入农田，黏附在水果或蔬菜上，人吃了之后，虫卵就进入肠道。人排的大便中就会有寄生虫和寄生虫产的卵，虫卵又通过交叉污染重新回到食物和水中，卵在肠子里继续孵化成新的寄生虫，开始新一轮循环。

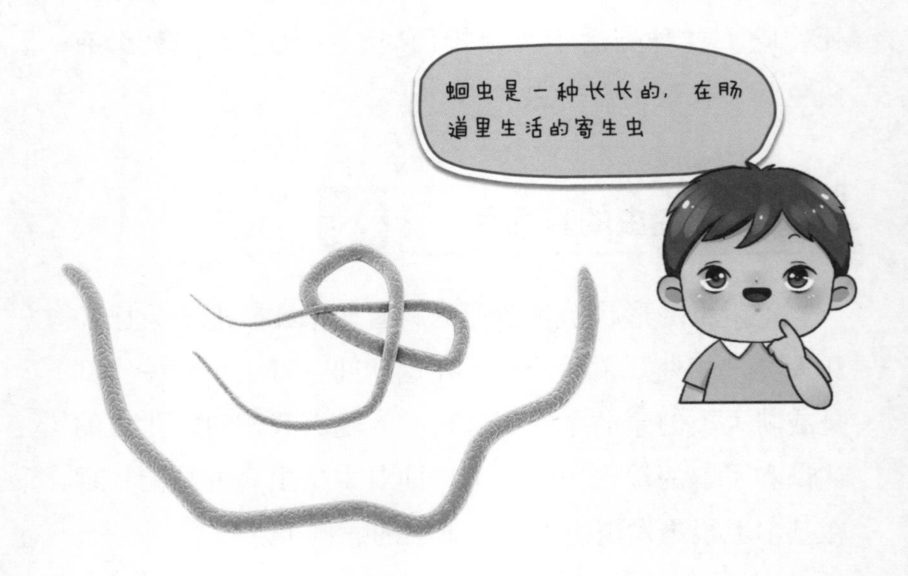

现在，无论是城市还是农村，各方面的条件都很好了，粪便类的农家肥也基本上不再使用了，于是寄生虫也就慢慢减少了。

一直被“误解”的寄生虫

蛔虫是一种最常见的寄生虫。有研究发现，对人体来说，消灭了蛔虫并不一定是好事。研究发现，人体内缺了蛔虫之后，有一些人的免疫系统就不能正常发育，或者发育得不是特别好。更直接的证据是，一些针对免疫性疾病的疗法，居然是吃蛔虫卵，让蛔虫进入人体，进而解决免疫系统的问题。

寄生虫可以调节肠道菌群构成。肠道菌群受肠黏膜影响，寄生虫可以调节肠道黏液的分泌，影响肠道蠕动，并且还会影响黏蛋白的糖基化，改变黏液成分，甚至影响肠道的pH值。

此外，寄生虫本身的代谢产物或它产的虫卵也可以直接和肠道菌群相互合作，其中有一些寄生虫的成分，还可以促进肠道菌群的生长。比如，一些作为特定菌种的底物或信号分子的几丁质，可以调节特定菌的增殖。

寄生虫可以分泌一些抗菌物质，从而影响肠道菌群的组成。寄生虫在肠道这种复杂环境中生存，其中的微生物对它们来说是危险因素，它们也得像人一样采取各种措施来防止自己被这些微生物干掉，它们会产生抗菌或抑菌物质，表面也会产生黏膜层来隔绝细菌的感染。

一旦寄生虫进入体内，肠道黏液的分泌量就会改变。首先，寄生虫本身会分泌大量黏液，与此同时，肠道也会因为寄生虫的进入分泌大量黏液；其次，寄生虫会刺激专门产生黏液的杯状细胞大量增殖。在这种情况下，寄生虫不仅会导致黏液量增加，也会导致黏液组成发生改变。

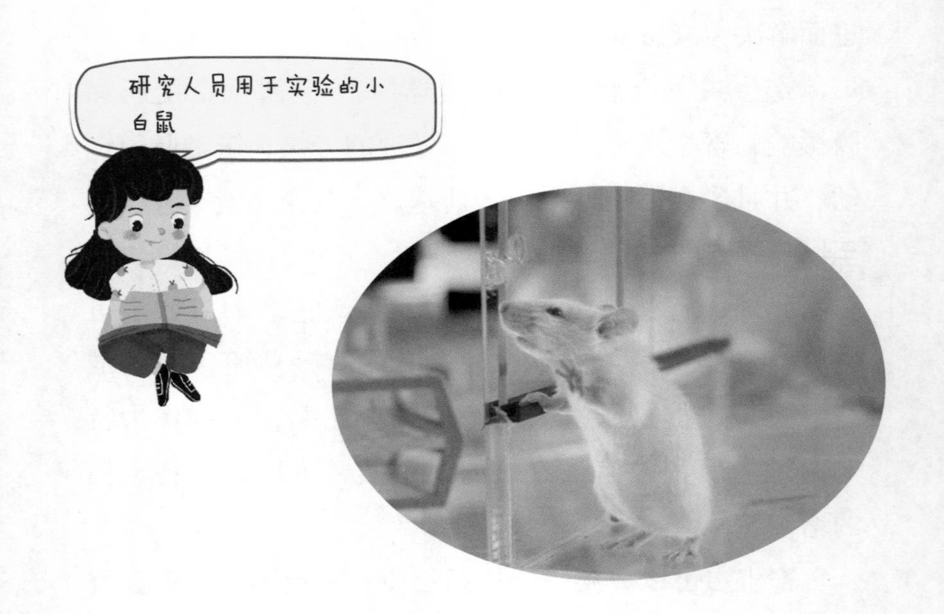

有研究发现，如果把被寄生虫感染的小鼠的肠道菌群移植给正常的小鼠，会发现这样的肠道菌群组成能专门促进小鼠的Treg细胞和IL-10等免疫因子的增加，同时，抑制过敏反应，抑制宿主对肠道菌群感染的免疫反应，还可以诱导Ⅰ型干扰素的产生。除了影响肠道之外，寄生虫还能抑制肺部病毒的感染。

所以，在某些情况下，肠道中的寄生虫对人体健康也是有利的。

还有一些人减肥心切，居然利用寄生虫来减肥。据说，国外有一些人通过服用寄生虫虫卵来帮助自己减肥，让寄生虫在肠道里生存，专门分解和吸收人摄入的食物，不过，这种方法的安全性和有效性并没有得到充分的验证。

科学“加油站”

反刍动物：反刍是指把在胃里消化一段时间后的食物返回嘴里再次咀嚼的过程。有反刍这种消化方式的动物就是反刍动物。这类动物一般是食草动物，比如牛、羊、马等，由于草难以消化，反刍动物吃得比较急，大部分草料没有被充分咀嚼就进入瘤胃，它们躺着或坐着时会将食物返回口中再细嚼一遍后咽进瘤胃。

5-羟色胺（5-HT）：又名血清素，最早从血清中发现，是一种调节神经活动的神经递质，广泛存在于哺乳动物的组织中，在大脑皮层质及神经突触等脑组织中含量很高。5-HT参与痛觉、睡眠、体温等生理功能的调节。中枢神经系统中5-HT的含量及功能异常可能与抑郁症、自闭症等神经系统疾病以及偏头痛等多种疾病有关。作为自体产生的活性物质，虽然主要在大脑发挥作用，但是，大约90%以上的5-HT分布于肠道，由嗜铬细胞合成。

多巴胺：大脑中的一类神经递质，调控中枢神经系统的多种生理功能。人的情欲、感觉受它调控，兴奋时会大量分泌。另外，各种上瘾行为也会导致多巴胺分泌。多巴胺缺少或调节障碍会引起快感缺失、情感淡漠和心绪不良，会导致帕金森病、精神分裂症、Tourette综合征、注意力缺陷多动综合征和垂体肿瘤等。除了大脑，肠道中产生的多巴胺占了人体内多巴胺的一半。

指数级增长：一种增长方式，是指细菌以2^n的速度增长，增长10次就是2^{10}，也就是由一个变成1024个。

龙胆紫：甲紫，俗称紫药水，是一种阳离子碱性染料，也是一种常用的皮肤、黏膜消毒防腐剂。

GenBank：全球知名的美国国立卫生研究院（NIH）维护的基因序列数据库，汇集并注释了所有公开的核酸以及蛋白质序列。

真核DNA病毒：专门侵染真核生物细胞的DNA病毒。这类病毒内部的遗传物质是DNA。DNA是脱氧核糖核酸（Deoxyribonucleic Acid）的英文缩写，是细胞内含有的四种生物大分子之一核酸的一种。DNA携带遗传信息，是生物体发育和正常运作必不可少的生物大分子。常见的DNA病毒包括痘病毒、疱疹病毒、杆状病毒、腺病毒等。

真核RNA病毒：专门侵染真核生物细胞的RNA病毒。这类病毒内部的遗传物质是RNA。RNA是核糖核酸（Ribonucleic Acid）的英文缩写，是存在于生物细胞以及部分病毒、类病毒中的遗传信息载体。RNA是核糖核苷酸经磷酸二酯键缩合而成的长链状分子。常见的RNA病毒包括HIV病毒、冠状病毒、流感病毒等。

真核细胞：含有真核（被核膜包裹的细胞核）的细胞。细胞较大，构造较复杂。细胞质中含有很多膜状结构的细胞器，如叶绿体、线粒体等。与原核细胞相对应，二者本质的区别就是有无核膜包裹的细胞核。真菌、动物、植物均由真核细胞组成，为真核生物。

原核细胞：没有成形的细胞核结构的细胞。细胞小且构造简单，其遗传物质集中的区域称为拟核，细胞质内只有核糖体。细菌、蓝藻类等由原核细胞组成，为原核生物。

pH值：氢离子浓度指数，表示溶液酸碱度的数值。一般在0—14之间，当其为7时呈中性，小于7时呈酸性，值越小，酸性越强；大于7时呈碱性，值越大，碱性越强。

底物：参与生化反应的物质，如化学元素、分子或化合物，经酶催化可形成产物。

几丁质：又名壳多糖，是一种含氮的多糖，是由许多乙酰氨基葡萄糖构成的聚合物。

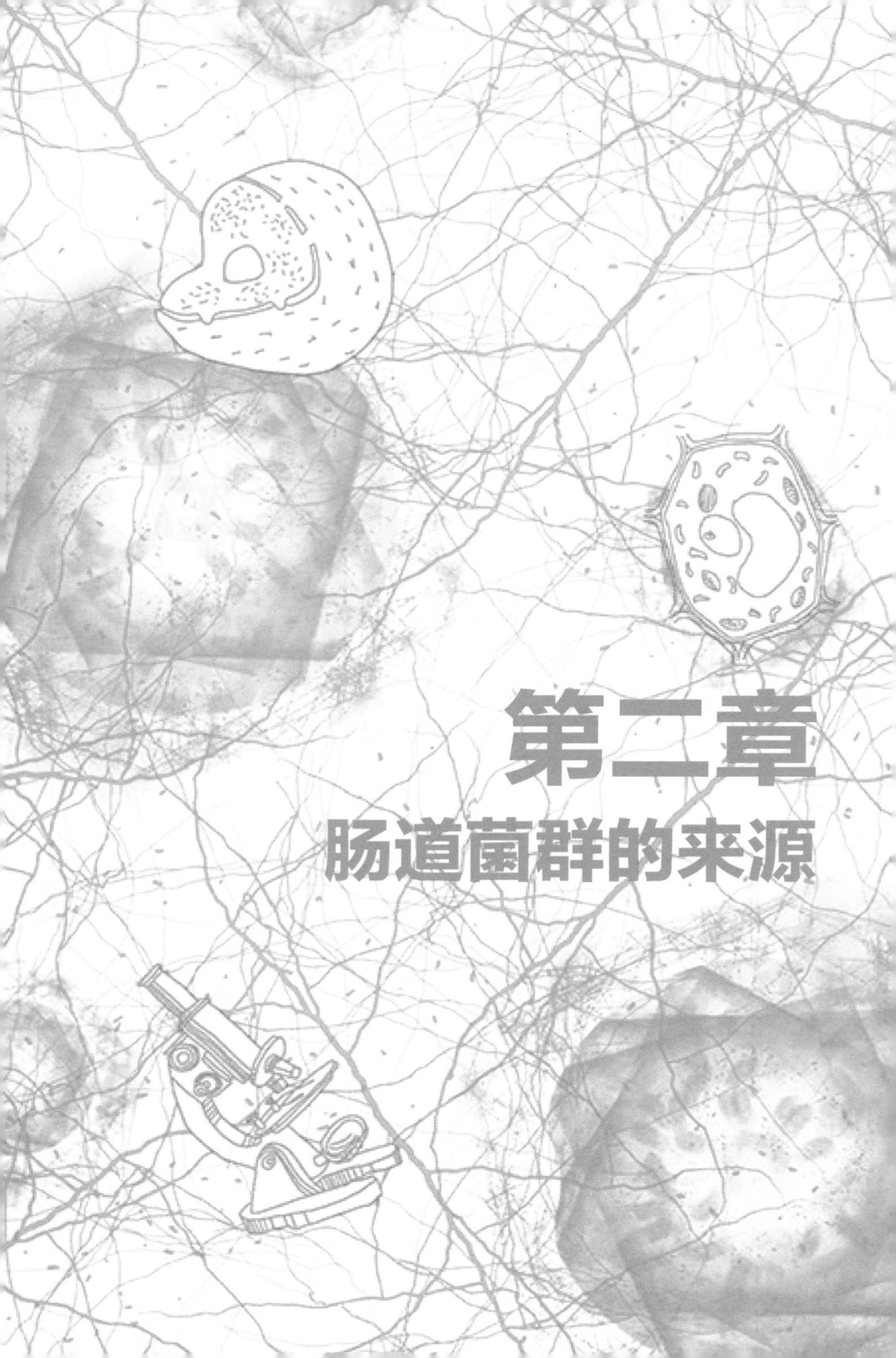

第二章 肠道菌群的来源

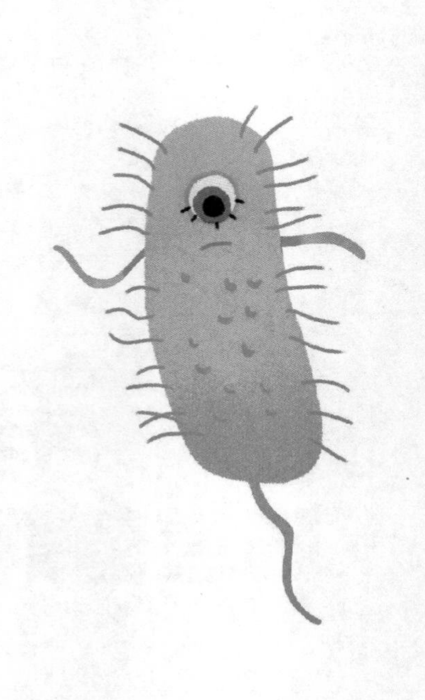

与生俱来的“土著菌”

我们已经知道了人体中有大量微生物，那这些微生物是与生俱来的还是后天获得的呢？对于这个问题，目前仍然存在争议，有相当一部分科学家认为，人体最开始的微生物是与生俱来的。

科学家观察到婴儿体内最初的微生物来源是母亲。在怀孕期间，母亲身体中的菌群就已经开始在婴儿体内定植了，意思就是说，即使婴儿还没有出生，微生物也已经在母体内伴随他们成长了。

人体最早的菌群来自出生之前

提前定植人体的菌群就像“土著菌”，是人体的原住菌。这种说法是有科学依据的，主要有三个方面的依据：时间、位置和菌群的具体构成。

首先，从时间上看，人体最早的菌群来自婴儿出生之前。2019年，来自中国科学院北京生命科学研究院的赵方庆团队，发表了一篇文章，文章介绍，他们采集了经剖腹产出生后几秒内的婴儿的口腔、咽喉等部位的样本进行微生物基因组测序。

为什么要在这个时间点采样呢？事实上他们是为了验证，婴儿刚出生时体内和体表到底有没有菌群。理论上，通过剖腹产产出的婴儿在刚出生的这几秒钟内，环境中的微生物还没有来得及落到婴儿身上，研究人员以"迅雷不及掩耳之势"从婴儿身上采集样本，这时采集

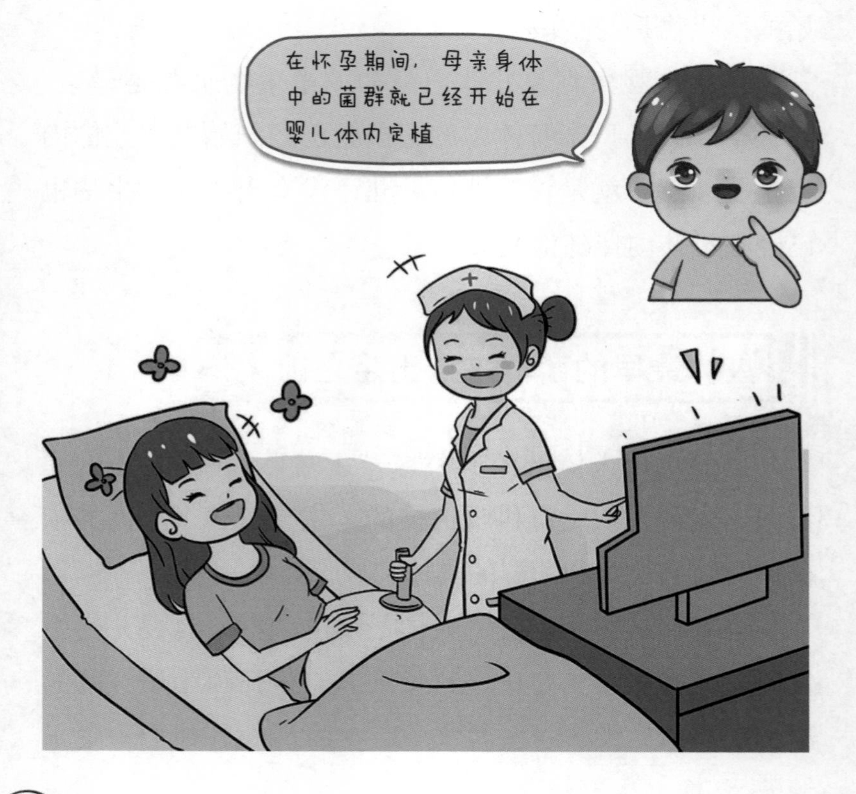

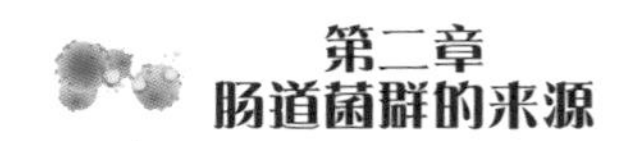

的样本也是较干净的。

此外，为了排除产妇和周边环境菌群对新生儿的影响，研究者选择了在新生儿的咽喉部位进行取样。如果能在这些样本中检测到菌群，就能证明在出生之前，婴儿体内就已经有菌群的存在了；如果检测不到菌群，那就说明在出生之前，婴儿体内没有菌群。

经过检测发现，婴儿一出生体内就已经有菌群定植了，而且这些菌群的种类和数量还不少，尤其是厚壁菌门的芽孢杆菌纲。这说明，婴儿还在母亲子宫时，体内就已经有菌群了。

所以，从时间节点来看，菌群的定植是在婴儿出生之前。

在对出生后的婴儿进行肠道微生物研究时，研究人员不能给婴儿做肠镜取样，最好的方法就是检测婴儿的胎便。胎便是在母体中形成的，研究人员对婴儿出生之后第一次排出的胎便进行检测，发现胎便里也能检测到大量的微生物。

2016年，一项针对151名健康日本婴儿胎便的研究显示，在超过一半的婴儿胎便中检测到了拟杆菌属、肠杆菌科、肠球菌属、链球菌属和葡萄球菌属，每克样本中的细菌细胞数量更是达到了105—108个，并在大约1/3的婴儿胎便中检测到了双歧杆菌和乳杆菌，每克样本中的这两种细菌细胞的数量达到了104—105个。

根据这些发现，研究人员推测胎便中检测到的微生物应该不是来自环境，而是来自母亲的子宫。所以再次证明，婴儿在出生之前，体内就已经有微生物定植了。

从位置上也可以证明，婴儿在出生之前，体内就有微生物定植了。有科学家提出“宫腔定植假说”，该

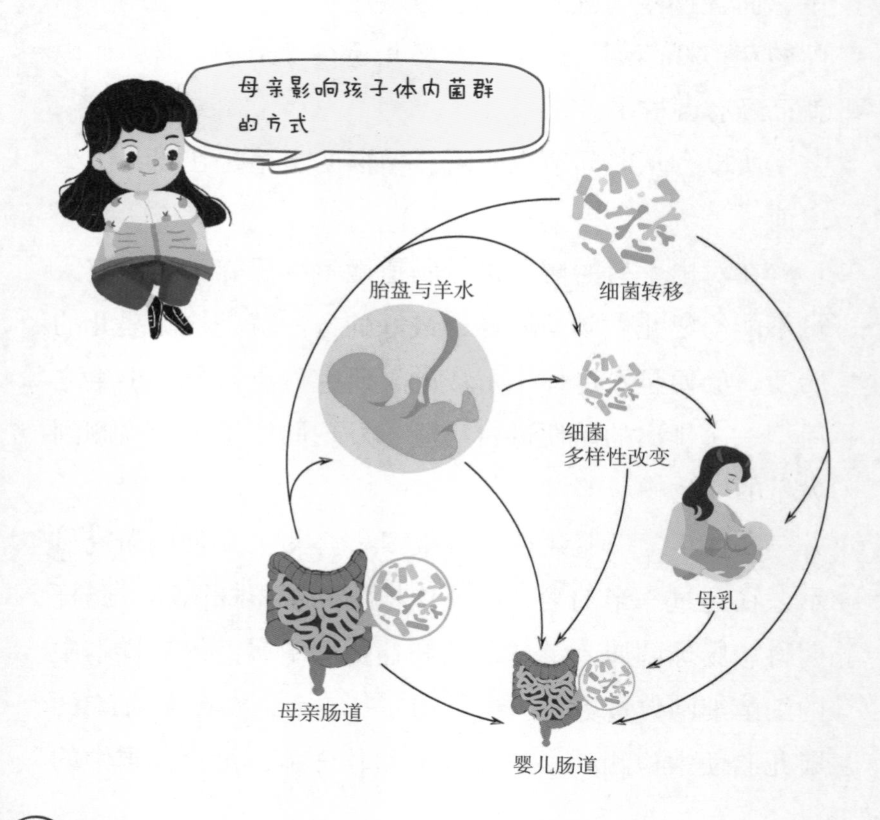

假说认为，人体最初的微生物来源是宫腔。有研究也发现，在孕妇的子宫、羊水、脐带等部位都能检测到微生物，这说明婴儿在母亲子宫内发育时，和婴儿密切接触的组织或器官本身就带有微生物，这些微生物有可能成为婴儿体内最早的微生物来源。

接下来，我们再从菌群的具体构成上来看看，婴儿各部位的菌群都来自哪里。研究发现，刚出生的婴儿体内和体表的微生物组成和其母亲最接近，并且，年龄越小越接近。

那究竟跟母亲什么部位的菌群更接近呢？如果婴儿的菌群来源是子宫的话，那么婴儿在子宫中接触到的微生物来源主要包括三个：第一个是从上到下的，母亲口腔中的微生物转移到子宫；第二个是自下往上的，母亲阴道内的微生物转移到子宫；第三个是母亲肠道内的微生物转移到子宫。

至于这三个部位的微生物是如何进入子宫，并在婴儿体表和体内定植的，目前还不清楚。

有一种观点认为，母亲向婴儿传递的菌株主要来自肠道。2018年，有文章提出：母亲向婴儿传递的菌株主要来自肠道菌群的水平转移。2019年9月，发表在《自然》杂志上的一篇文章说，婴儿体内的菌群和母亲的肠道菌群的匹配率高达70%以上。

婴儿体内和体表的微生物居然来自母亲的肠道，是不是有点不可思议？赵方庆团队的研究也发现，无论是采用16S rRNA测序技术还是采用宏基因组技术对母亲和婴儿体内的菌群进行分析，都能看到剖腹产分娩数秒后的婴儿的咽喉分泌物及胎便中的菌群，跟母亲的肠道菌群最为相似。

其他研究也发现，顺产的婴儿中，有72%的肠道细菌来自母亲肠道，而剖腹产婴儿中，这一比例仅为41%。

母乳影响肠道菌群

婴儿体内的菌群来自母亲是一个新理论。科学家认为，婴儿体内最初的菌群确实来自母亲，最早的定植期应该是从孕期开始的，菌群可能来自宫腔。目前，关于“宫腔定植假说”还存在争论。但是，争论归争论，婴儿体内最初的微生物来源是母亲，这是不存在争议的，即使不来自宫腔，也可能来自母亲身体的其他部位。

2018年5月，有研究者专门对139个婴儿的粪菌微生物基因组进行了菌株追踪，结果发现，母亲肠道菌群中的放线菌纲和拟杆菌纲的菌可以经自然分娩传递给婴儿，成为婴儿肠道中的优势菌，并持久定植至少1年。

这两类菌本身就是母亲肠道的优势菌，约占菌群丰度的一半，到达婴儿体内后也将继续维持这一比例。这项研究用确凿的证据证明，婴儿肠道菌群来自母亲肠道菌群。

从母亲肠道到婴儿肠道，这个路径似乎有点远。这些菌究竟是怎么过去的呢？科学家猜测，可能是通过母乳。

传统观念认为，母乳是无菌的，就算在里面发现了一些菌，也被认为是因为污染而产生的。但是，研究者

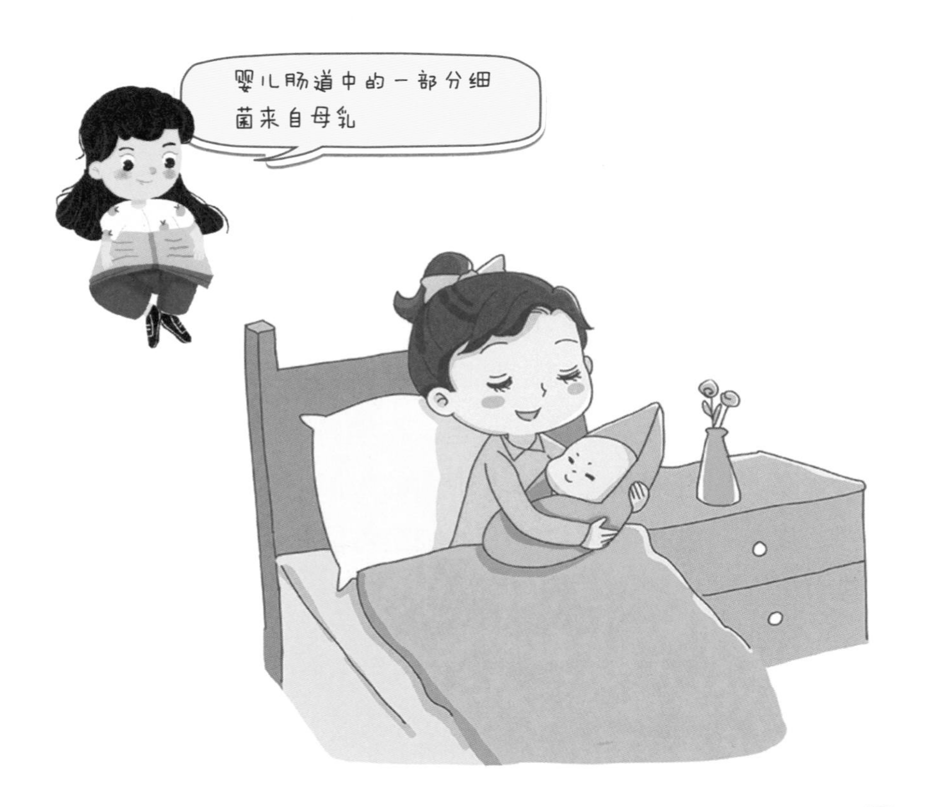

用传统的分离培养法发现，母乳中的细菌有几十种，主要为葡萄球菌、链球菌、乳杆菌、双歧杆菌等；而通过基因测序的方法发现，母乳中的菌类超过700种，除了前面提到的菌之外，还有很多其他的细菌和真菌。

同时，有研究表明，婴儿肠道中27.7%的细菌来自母乳，10.3%的细菌来自乳晕皮肤，这证明了母乳喂养对婴儿肠道菌群发育有潜在影响。

通过母乳，母婴之间可以垂直传递微生物。婴儿出生后，母乳既能支持婴儿体内微生物在肠道的定植，又能促进免疫系统的成熟。

母乳中的微生物来自哪里？

科学界和医学界对母乳中有菌的说法似乎没有太大争议。既然大家认可了母乳中有菌，那么母乳中的细菌来自哪里呢？对于这个问题，科学界还没有得到一致的答案，但普遍认为，母乳中菌的来源主要有两个：第一，皮肤。乳头附近皮肤上的细菌可能进入乳房，在乳腺中生存下来。第二，母体的口腔、血液和产道。

这些乳房之外的细菌又是通过什么途径进入乳房的呢？现在的理论认为，这些菌是通过细菌迁移的方式进入乳房的。皮肤上的菌可以通过乳头进入乳腺，而母亲体内的菌就只能通过组织和腺体进入乳房：一条通路是血液和淋巴系统，另一条通路是细胞和组织之间的传递。

有研究发现，母亲肠道的细菌可以通过位于肠道内层的一种免疫细胞——树突细胞的迁移，穿过肠上皮细胞层进入循环系统到达乳腺，这条途径被称为“肠乳途径”，是母乳微生物来源的重要途径之一。

另外，口腔中的菌也可以通过口腔创面进入血液，随着血液循环进入乳腺。身体其他部位的菌，理论上也都可以通过血液循环系统进入乳腺。还有一种情况是，母乳中的菌可能本来就来自婴儿。这种情况听起来存在逻辑问题，婴儿身体中的菌怎么能进入母乳呢?

在婴儿吮吸乳汁的过程中，婴儿口腔的菌也可能顺着乳管回流到乳腺。婴儿口腔中菌的来源可能是胎盘、羊水、脐带和产道。阴道分娩过程中，婴儿的口鼻接触到阴道中的菌，然后菌就在婴儿的口鼻中定植，当婴儿吮吸乳汁时，口腔中的菌就有机会再次回到母体。

定植菌：早期的开拓者

婴儿体内微生物的最初来源可能是母亲的宫腔，那么我们现在的身体中的大量微生物是如何在体内定植的呢？

除了最早一批进入人体的微生物之外，其实从婴儿出生的那一刻起，外界环境中的微生物就开始大量地在婴儿体内定植了。这些在婴儿出生之后开始定植的微生物，被认为是人体早期的微生物开拓者。这些微生物要想在人体内生存下来，需要克服种种困难。

婴儿出生之后，其体内的微生物来源包含两个：第一个是母亲，当然这个时候的微生物来源就不是宫腔了，而是身体其他部位，如母亲的皮肤、口腔等；第二个是食物和环境。

分娩方式不同，肠道菌群也不同

影响婴儿微生物组成的因素有很多，婴儿出生之时是一个非常重要的时间节点，分娩方式、医院的环境等因素都会影响婴儿体内的最初微生物的组成。

就拿分娩方式来说，分娩方式可以分为两类：第一类是剖腹产，这种方式属于以人工干预的方式进行生产。这种分娩方式是直接在母亲肚子上开一道口子，然后把婴儿从母亲肚子中取出来，再把口子缝上。曾经，这种分娩方式挽救了无数产妇和婴儿，避免了产妇和婴儿因不合适的分娩条件而死亡的情况。第二类是自然分娩，也就是顺产，即婴儿经过产道分娩出来。这两种分娩方式的主要区别是，是否经过产道。

实际上，母亲的产道中有大量的微生物存在。如果婴儿经过产道分娩，在分娩时就会接触到产道中的微生物。而且，自然分娩的过程可能会持续几个小时、十几个小时，甚至几十个小时，在这么长的时间里，母亲产道中的菌群肯定会影响婴儿体内的菌群组成。

如果是剖腹产，那么分娩过程用的时间就比较短，几个小时就能完成手术，婴儿能很快地从母亲的子宫中出来，接触到的是空气中的微生物。

这就导致两种分娩方式生出的婴儿最早接触到的微生物是不一样的，也就导致了其微生物组成的差异。这种差异性显现得非常快，有研究显示，出生后第3天和第5天，剖腹产婴儿和顺产婴儿体内的菌群就存在明显差别，表现为剖腹产婴儿体内的链球菌和葡萄球菌增加，双歧杆菌和拟杆菌减少。

2018年12月，有研究对16位母亲的粪便菌群、产道菌群，以及33名新生儿的粪便菌群进行分析后发现，新生儿肠道中应有的拟杆菌属和双歧杆菌属等23种菌，仅在顺产婴儿的肠道菌群中被发现。

2019年，有研究对剖腹产和顺产的数百对母子进行了分析，结果发现剖腹产的婴儿和顺产的婴儿的肠道菌群组成差别明显。并且认为，分娩方式是影响新生儿（≤1月龄）肠道菌群组成的重要因素。

这两种分娩方式生出的婴儿的菌群组成差异主要体现在：顺产婴儿的肠道中富集了更多的双歧杆菌、大肠埃希氏菌、拟杆菌和副拟杆菌；而剖腹产婴儿的肠道中则含有较多的肠球菌、肠杆菌、克雷伯菌等医院环境中常见的机会致病菌，这些机会致病菌里的毒力因子和抗生素耐药性基因可能增加婴儿的感染风险。

虽然肠道菌群之间的差异会随时间慢慢变小，但让人担忧的是，剖腹产婴儿的肠道里持续缺少的、来源于母亲的拟杆菌在后天似乎很难得到恢复。

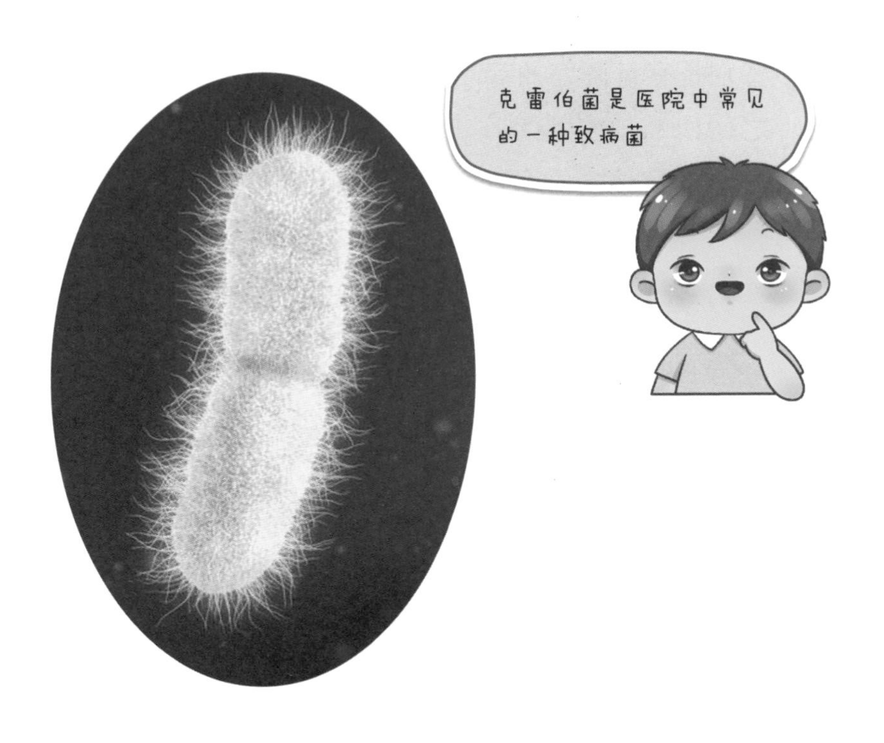

菌群定植讲究“先来后到”

婴儿出生之后的菌群的组成，还有一个重要来源就是母乳。乳汁中有数百种微生物，这些微生物是经过母亲身体的层层筛选，专门传递给婴儿的。

实际上，母乳的微生物组成也受剖腹产影响。有研究发现，自然分娩的母亲在一个月后分泌的乳汁中的细菌构成与剖腹产的母亲相比，仍存在明显不同。自然分娩的母亲的母乳中，细菌的多样性和丰度都明显高一些，特别是有益菌，如双歧杆菌的量明显更多。

之所以有这种差别，一方面，可能是不同分娩方式对母亲的身体造成的创伤不同而引起的；另一方面，也可能是由于婴儿口鼻里的微生物差异造成了母乳中的微生物的不同。分娩方式不同会导致婴儿口鼻部位的微生物不同，进而在哺乳过程中影响母乳中菌的组成。

此外，母亲的皮肤、口腔等部位的微生物也是早期定植微生物的主要来源。知道了早期微生物开拓者的来源，紧接着又有了新问题，这些微生物是如何定植下来的呢？它们的定植过程有什么规律呢？

关于早期微生物开拓者的定植过程，科学家提出“创始者假说”，认为最早在人体定植的微生物，遵循的一个基本规律是“先来后到”：先来的菌先定植，后来的菌后定植，如果是同时到，那就谁强谁定植，谁弱谁走。每一个人体内的微生物多样性，是由这些微生物在人类生命早期与人体接触的先后顺序决定的，谁先接触人体，谁就有权利定植，优先定植的菌就会掌握优先权。

如果按照微生物的这个定植规律，人类将来有可能对人类早期生命阶段的微生物进行设计。既然是谁先来谁先定植，那我们就可以让一些好的微生物先定植，这样坏的微生物是不是就没有机会了呢？当然，这只是一种猜测，存在这种可能性而已。

既设置考验，又主动“放水”

微生物进入人体之后，就能顺利定植吗？其实，没那么容易。微生物要想在人体内定植仍然要克服重重困难。按照类型，我们可以把它们面临的困难分为两类，第一类是自然条件造成的困难，第二类是人为设置的困难。

自然条件造成的困难包括氧气含量、水分含量、pH值等。

我们先来说说氧气含量。在人的体表和体内，氧气含量差别很大。在体表，微生物接触的氧气就是大气中的氧气，含量为21%。而肠道中的微生物，生活在肠道的核心位置，远离口腔，位于上下消化道的两端，接触到的氧气含量非常少。

根据耐受氧气的程度，微生物被分为多种类型，比如好氧菌，它们的生存依赖氧气。与好氧菌相对的是厌氧菌，有了氧气它们就活不了。所以，氧气是对进入人体的微生物进行筛选的一道屏障。目前发现，人体内绝大多数微生物都属于厌氧菌或兼性厌氧菌。

再介绍一个影响微生物定植的因素——pH值。我们都知道胃酸的酸性非常强，人的胃酸的pH值大概是1.5，里面的主要成分是盐酸。理论上任何生物被放在强酸里几乎都不能存活，因为强酸可以杀死绝大多数的微生物，把一根铁钉放在胃酸里都会被融化。所以，只有能耐受胃酸的微生物才能进入肠道并存活下来，那么，胃酸就是一个重要的筛选条件。

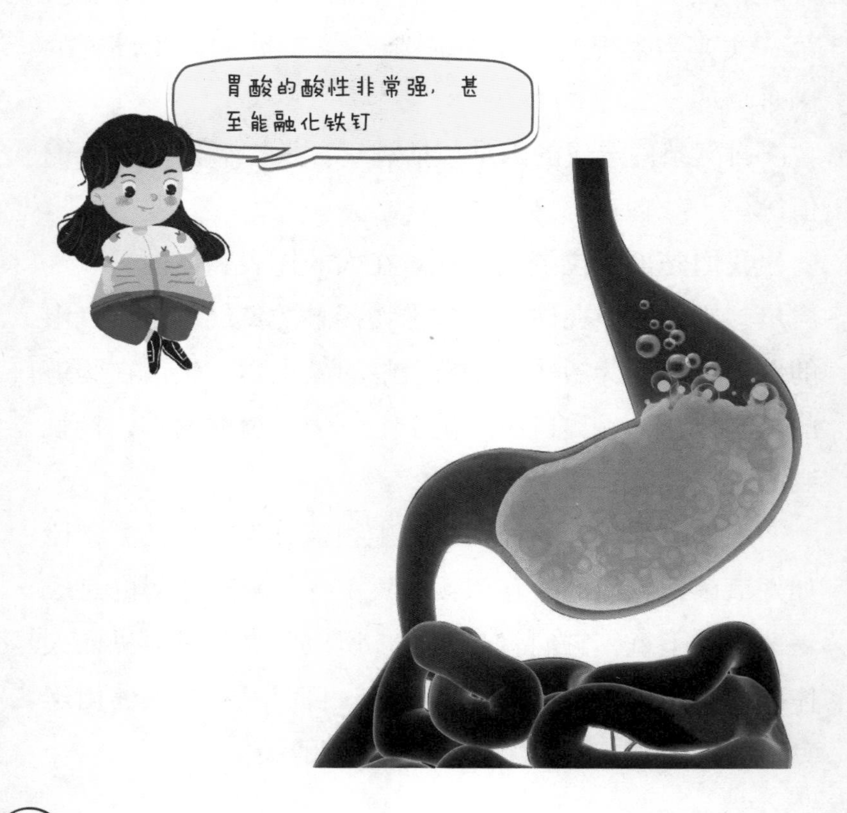

接触了这么强的胃酸，肠道菌群为什么没有被杀死，还能在人体内存活呢？实际上，为了能让这些微生物在人体内存活，人体会主动给需要的微生物“放水”。为什么说人体会主动“放水”呢？主要有两方面的依据：

第一，体现在时间上。在上一节中我们已经知道，胎儿体内最初的菌群来源是宫腔，胎儿在宫腔发育阶段，体内就已经有微生物定植了。那时胎儿自身还没有形成防御体系，没有免疫系统，不能防止微生物定植。

而在出生之后，婴儿的分泌系统、消化系统仍然没有发育完善，胃酸的强度不高，对微生物的杀伤能力也比较弱，这就给了很多微生物存活下来的机会。这个过程可以看作人体有意“放水”，所以，在人体的胃酸分泌机制完善之前，都是微生物定植的窗口期。

第二，体现在完善的免疫系统上。人的肠道屏障——肠壁细胞和肠黏膜都有自己的发育过程，免疫细胞也不例外，后天免疫系统的发育更是离不开微生物的刺激。这本来是对抗和杀死微生物的免疫器官本身的发育过程，但也给微生物提供了一个进入人体的窗口期，也就相当于人体在主动“放水”。

在长期进化的过程中，人体与微生物已经达成了某种默契：对于一些人体需要的共生微生物，免疫系统会主动识别并且标记出来，这样，免疫细胞就不会杀死它们，也就给了它们“通行证”，这些微生物就能在肠道中生存下来。

微生物除了会遇到天然的困境，还会遇到人体主动设置的困境，包括人体各类细胞构成的层层屏障和免疫系统等。免疫细胞包括T细胞、B细胞等，都是专门对抗微生物的。

随着免疫系统的发育完善，微生物要想定植就会变得越来越困难。因为，一旦人的免疫系统建立起来，不是什么微生物都能进来的，免疫系统会对微生物进行监管，对人体有潜在危害的微生物肯定不能轻易地被放进来，免疫系统会严格控制微生物的数量，甚至会主动把微生物消灭掉并清除出体外。

菌群定植人体须经过筛选

人体除了使用免疫系统筛选微生物之外，还会采用其他方式进行筛选，其中一种方式比较特殊，并且不是来自婴儿本身，而是来自母亲。母亲通过乳汁还能对进入婴儿体内的微生物设置障碍，对它们进行筛选和考核。

母乳中含有一类物质，叫母乳低聚糖。目前认为，这类母乳中特有的糖，主要作用是调节婴儿的肠道菌群组成。研究发现，母乳低聚糖这种物质是不能被人体分解、消化和利用的，只能被肠道菌群消化、利用，能利用母乳低聚糖的微生物也不是一般的微生物，肠道中的有益微生物才能分解、消化和利用它们。

母乳低聚糖存在的价值就是专门促进这些有益微生物生长。因此，能不能利用母乳低聚糖就成了微生物是否能进入人体的一个重要筛选条件。

在婴儿时期，母乳是婴儿的主要食物来源，对于肠道菌群来说也是如此，不能利用母乳低聚糖的微生物，也就不能从母乳中获得需要的营养，慢慢地就会被淘汰掉。这个过程，实际上是母亲帮助孩子对其体内的微生物进行筛选的过程。

当然，这种筛选也可能来自微生物之间的竞争。微生物想要在人体定植，就要找到自己的生态位。但好的生态位是有限的，为了抢占生态位，微生物之间就不得不进行竞争，竞争过程本身就是一种筛选机制，那些不能适应肠道环境、没有抢到生态位的微生物自然就不能留存了。

还有一类微生物被人类借用来作为筛选微生物的工具，这种微生物就是噬菌体。噬菌体可能是人体最初免疫力的来源。也就是说，在人体还没有建立自己的免疫系统之前，噬菌体就已经进入人体发挥控制细菌、真菌的种类和数量的作用了。噬菌体会对进入人体的细菌和真菌做出筛选，只有那些没有被噬菌体杀死的菌才能留下来。

因此，进入人体的“早期微生物开拓者”必须克服各种各样的困难，经得住人体的各种筛选和考核，最终才能在人体定植下来，并成为人类的生存伙伴。

定居者的“优胜劣汰”

在与人类共同演化的过程中，微生物必须经过一轮又一轮来自环境和人体的考验，能经受住考验并最终进入人体的微生物才能与人体共生。那么我们来详细说一下人体是如何筛选这些微生物的。

研究发现，人体是用一套非常严密的机制筛选微生物的，这套机制涉及人体免疫系统，而后天免疫系统进行的是精准筛选。

免疫系统的筛选机制

人体就像一个“主权国”，而免疫系统处理的是外界微生物的“移民”问题。先天免疫系统就像“移民局”里负责初筛的部门，会对想要“移民”的微生物做一遍初筛，拒绝明显不符合要求的微生物，留下符合基本要求的微生物进入下一轮筛查。

在初筛时，大部分致病菌和潜在致病菌会被先天免疫系统“拒之门外”，剩下的则交给后天免疫系统。后天免疫系统具备强大的审查能力，能把“申请者”查个底朝天，甚至连它的“祖宗十八代”都能查到。

需要注意的是，免疫系统的能力就像移民局的管理能力一样，不是一朝一夕就可以形成的。当一个国家的第一批移民需要进来的时候，移民局可能不知道自己应该怎么管，只能“摸着石头过河”，慢慢地，申请移民的人多了，移民局才逐渐建立起完善的规章制度和法规流程。

同样的道理，在开始时，免疫系统也需要外来的微生物刺激，才能逐步完善。虽然微生物帮人体建立了强大的免疫系统，但是最终还是要接受免疫系统的管理。在漫长的协同进化过程中，免疫系统已经进化得非常完善和精准了，我们一起来看看有多精准。

想进入人体的微生物类型就像申请移民的人员类型一样，构成比较复杂。打个比方说，有一些非常优秀的人才，有自己独特的价值，有影响力，如体育健将，他们无论到哪个国家都会受到欢迎。对于这些人，很多国家都是希望他们能进来的。

但是，那些劣迹斑斑又没有任何特殊价值的申请者，在自己的国家本来就不受欢迎，然而这些人可能比较狡猾，隐藏得比较深，想寻找机会混进新的国家。对于这些申请者，移民局就需要详细调查，以免漏掉任何细节，给这些坏分子可乘之机。

微生物的种类繁多、数量庞大，其中“鱼龙混杂”，人体不得不对它们进行严格管理。那免疫系统是如何进行管理的呢？免疫系统拥有精确的识别、标记和清除系统，能对微生物进行细致、全面的管理。

免疫系统里专门识别微生物的是Toll样受体（Toll-like receptors,TLR）。人体中已经发现了9种TLR，它们可以分别识别不同种类的微生物，有些专门识别细菌表面的成分，比如TLR4，能识别革兰氏阴性菌的脂多糖；有些专门识别细菌里面的成分，比如TLR7和TLR8，能识别脱了外壳的微生物里的DNA或RNA。

这些TLR可以先对微生物进行定性判断，完成识别，随后，进入标记过程。TLR获得微生物的初步信息后，这些信息会进一步传递给其他免疫细胞，经过详细比对和识别，再形成相应的编码。这个编码由一类浆细胞负责转化成一种标记，这种标记就是IgA（免疫球蛋白），由于它们通常被分泌到黏膜表面，也被称作SIgA（分泌型免疫球蛋白A）。

IgA就像一个个游走的标签，专门负责选择跟标签信息对应的微生物，当核对一致时，这些IgA就会贴到微生物表面。

有研究发现，肠道中每天能产生大概一汤勺的IgA，并且可以覆盖所有微生物类型。对同一个微生物，免疫系统还能细致地给它贴上不同的标签，以代表不同的特性，就像给一个人贴上了“男性、会做饭、会弹琴、爱宠物、不吸烟”等标签。这些标签就像给微生物穿上了一层外衣，肠道中有超过40%的细菌都被IgA包裹。

免疫系统的这套识别和标记系统非常灵敏和高效，一旦微生物有变化，IgA也会跟着变化。

标记之后，进入清除过程。免疫系统能根据这些标签分辨不同微生物，如果某个微生物上的标签是病原菌，免疫系统就会派免疫细胞把这个菌给消灭掉；如果标签显示是好菌，免疫系统就会放行。

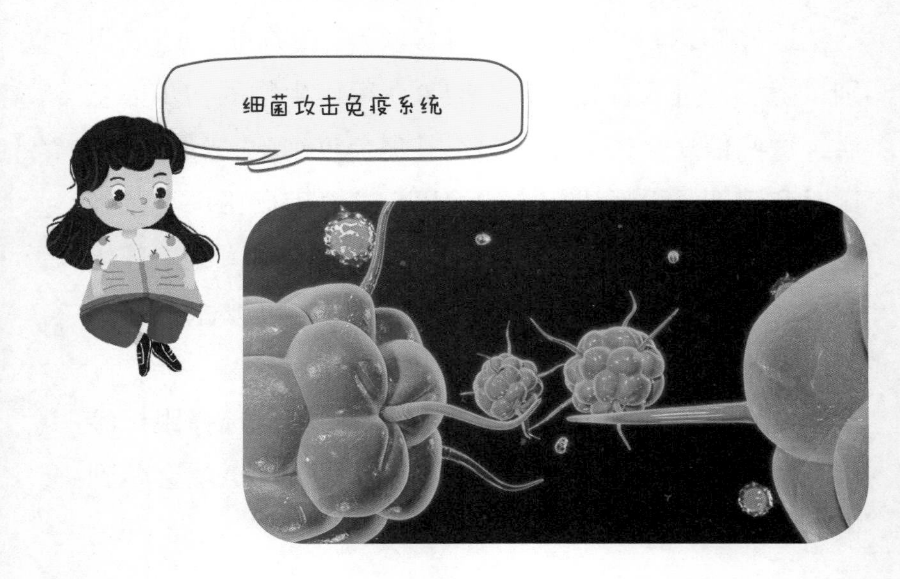

免疫系统除了在识别、标记的过程中能做到细致、全面，在清除过程中也能做到如此。当免疫系统识别标签后发现是新的病原菌时，免疫系统要想清除它，还需要另一种精准、有效的免疫球蛋白进行配合，这种免疫球蛋白被称作IgG，也就是我们常说的抗体。

抗体的产生要经过复杂的过程，每一种抗体一般只针对一类微生物。当抗体形成后，就会把它针对的这种微生物记录在案，并形成记忆，等下次再碰到它们的时候就能快速识别和清除它们了。

经过这样细致、全面的识别、核查、贴标签和清除，人体就能对众多微生物进行区分，也就能调节微生物组成、保持微生物组的多样性了，甚至还能调节它们的基因表达。

水土不服究竟是谁“不服”

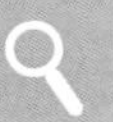

经过层层筛选之后，微生物才能真正定植下来，成为人体的定植者。这些定植者定植之后，难道就会一直安安分分地在人体内生活下去吗？当然不是。微生物能不能长期定植，不仅取决于微生物自身，还取决于人体怎样对待它们。

实际上，在人的一生中，人体的微生物一直在动态变化，并不是某个菌进来之后，就会一直老老实实、规规矩矩地在人体内永远生活下去。这些微生物也有自己的诉求，如果它们过得不开心，吃得不好，感到不舒适，也会选择主动离开人体。

可以说，微生物离不离开，很大程度上取决于人类怎么对待它们。微生物是人类的进化伙伴，是共生的好朋友。如果人类对它们不友好，它们可能就会耍脾气，不干了，溜走了；如果人类对它们好，它们就会留下来，继续和人类做朋友。所以，在人的一生中，饮食习惯、生活习惯、心理状态等都会影响微生物组成，导致菌群的动态变化。

人吃的食物会严重影响微生物的种类。爱吃肉的人，相应地，体内爱吃肉的微生物肯定就多；爱吃素的人，那些吃素的微生物在肠道中就会存活得比较多。微生物的比例还会随着人类饮食习惯的变化而发生变化，比如从小在北方长大的人，吃惯了面食，吃惯了北方的蔬菜，肠道菌群也习惯吃这些面食和蔬菜了。那么如果到南方生活，随着食物和水的改变，不光人体会感觉不适，微生物也会感觉不爽，于是，就会出现“水土不服”。

所以，人体出现水土不服这种情况，其中一个原因就是饮食和生活环境让肠道菌群感到不适应了，它们给人体发出信号，告诉人体：我很不爽！很不爽的表现是什么呢？人会拉肚子，赶紧把不习惯的东西排出去，换成肠道菌群习惯的东西就没事了。一般来说，水土不服的症状不会持续很长时间，等肠道菌群逐渐适应了，也就好了。

当然，如果人总是不给肠道菌群喜欢的食物，它们也没办法。这时候菌群内部就会做出调整，那些能适应新环境、新食物的微生物就开始增长，适应不了的就只能退下来。所以，肠道菌群实际上处在一个动态变化的过程中，并不是一直不变的。

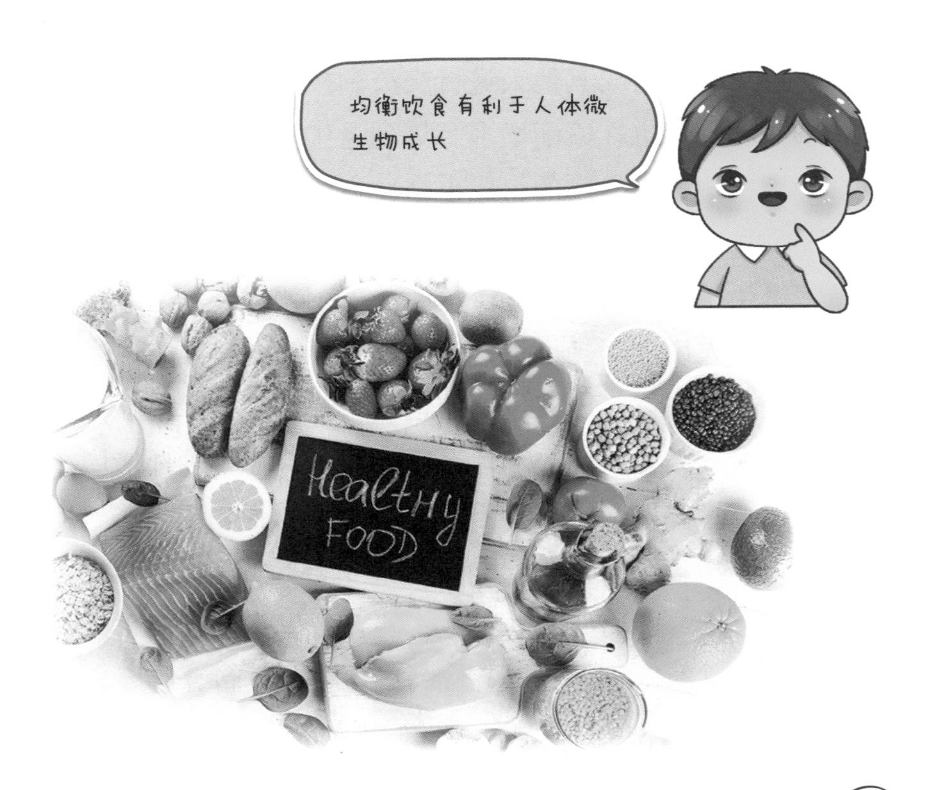

肠道菌群的长期变化过程

“水土不服”只是肠道菌群的短期变化引起的，肠道菌群还有长期变化过程。

人在婴幼儿时期、青壮年时期、老年时期等各个年龄段，体内的微生物组成都有差异。目前认为，幼儿1岁左右时，其体内微生物开始逐渐向成年人靠拢；到3岁左右时，其体内微生物组成已经和成年人没有太大差别了。

人出生之后，随着生活环境的改变，食物种类的增多，以及上学后与其他人进行交流和接触，体内微生物的种类和数量也在逐渐增多。等到老年时期，随着身体机能的衰退，微生物的组成也会发生改变。所以，微生物组成和人体机能，以及人体健康状况息息相关。

微生物在人体内定植，究竟在人体的哪个位置定植，不是人说了算，也不是微生物说了算，必须由两者商量着来。或许，定植位置的选择权主要还是掌握在微生物手上，因为它们适合什么样的环境，在哪种环境中能生长得好，只有它们自己最清楚。

微生物肯定找最适合自己生存的环境定植，比如，既能耐胃酸又能耐低氧的微生物能在胃里生存，能耐液体快速冲刷的微生物可以在小肠里生存，具备分解复杂成分的能力且又耐受无氧环境的微生物能在大肠里生存。

就这样，不同的微生物在人体这个微生态系统里找到了自己最喜欢的、最适合自己的生态位生存下来。

不过，肠道菌群生存的位置也是受限制的，不能越位。那些本应该生活在口腔里的菌，如果到了别的地方生活，就容易引发疾病，比如具核梭形杆菌，本身生活在口腔中，如果到了大肠，就容易引起结直肠癌。原本生活在大肠里的菌如果逆向生长，进入小肠，并在小肠里大量繁殖，就会引起疾病，如小肠细菌过度增殖，从这种疾病的名字上来看，我们就能知道这种病是因为一

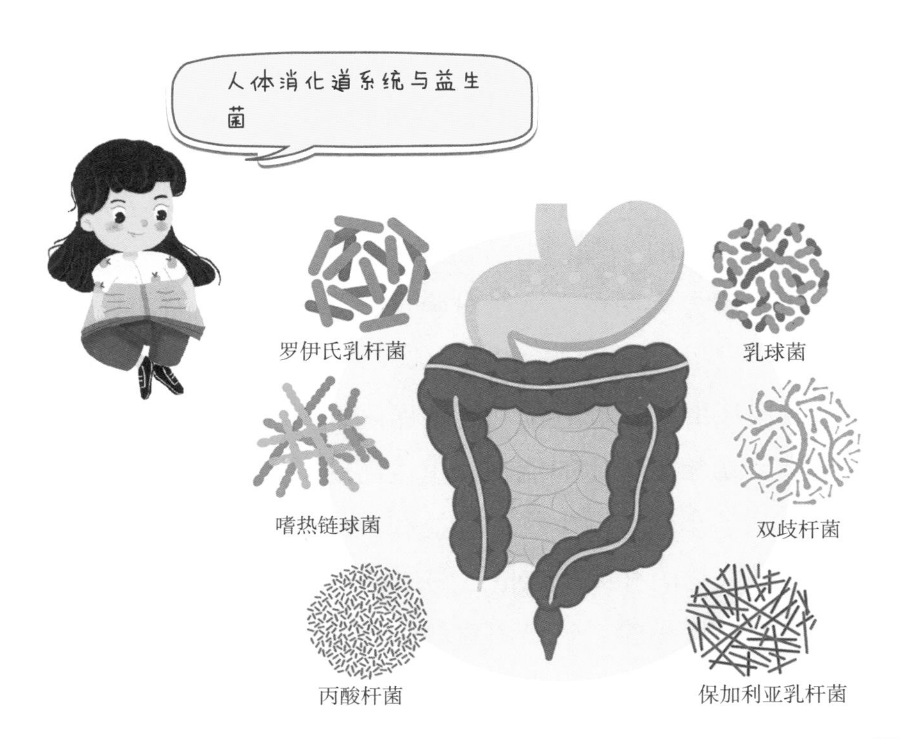

些大肠里的菌往上移动到小肠，导致小肠中的微生物大量增殖而引起的。

为什么越位就致病了呢？可能是细菌脱离了自己原本的生活环境而没有了抑制因素，疯狂生长导致的，就好像生态入侵一样，外国的牛蛙到了中国可能就变成祸害，成为入侵物种。

随时面临的“优胜劣汰”

人体不同部位的微生态环境差别巨大，定居者必须在合适的生态位中才能生存。黏膜层是隔绝微生物和人体的关键组织，所有微生物都必须面对黏膜层。

人体的整个消化道都有黏膜层，并且各部位的黏膜层是不一样的。胃、小肠和大肠的黏膜本身有很大差异，胃黏膜分为两层，大肠黏膜也分为两层，只有小肠黏膜是一层。

黏膜层的分布和它的功能相匹配，同时也和微生物的种类密切相关，比如能在胃里生活的微生物实在是太少了；到了小肠，微生物的种类和数量逐渐增加；到了大肠，微生物的种类和数量达到顶峰。

胃有两层黏膜，这是由胃的特殊功能决定的。在胃里，胃酸的酸性很强，设置两层黏膜可以防止胃液跟胃细胞直接接触，黏膜发挥阻断胃液的作用。同时，这两层黏膜也为胃里的一些微生物提供了一个生存空间，比如幽门螺旋杆菌，它之所以能在胃里生存，其中一个原因就是它能钻进胃黏膜里躲藏起来。

小肠的蠕动速度快，主要作用是快速吸收营养。小肠的黏膜层流动性非常好，黏液分泌出来立马就随着消化后的食物流走了，所以小肠只需要一层黏膜就够了。微生物要在小肠里定植实属不易，要能耐受长时间的肠液冲刷，因此，小肠里微生物的种类和数量要比大肠少很多。

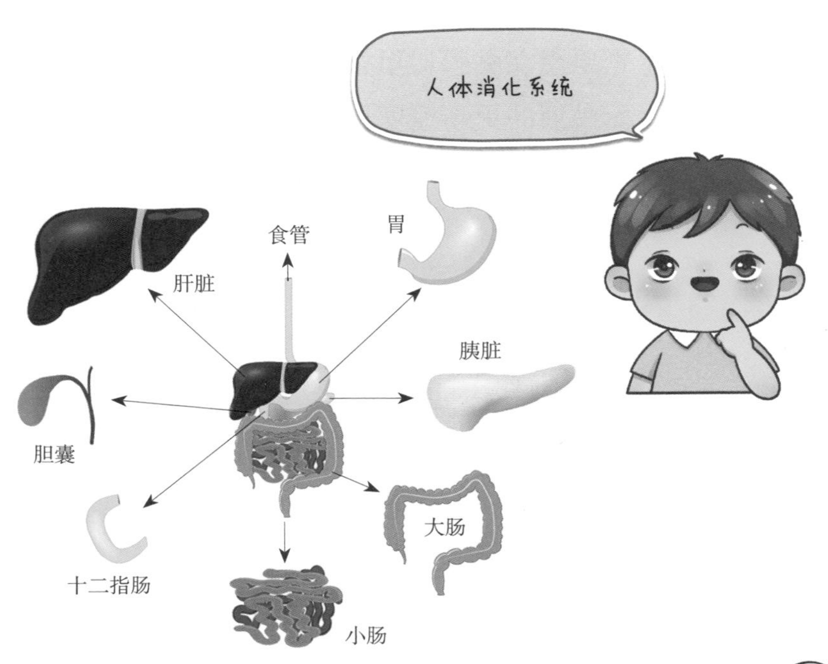

大肠的黏膜也有两层，这样设置的目的是防止微生物对人体造成感染，黏膜具有将微生物和人体隔绝的作用。大肠的黏膜层厚度是100—200微米，这两层黏膜中，一层是外黏膜层，一层是内黏膜层。

外黏膜层是由刚分泌的新鲜黏液形成的，它的流动性强，黏度低；而内黏膜层是黏液分泌出来之后，被肠道细胞把水分吸收之后才形成的黏膜层，因此黏度会比较大，更密实。一般的微生物可以在外黏膜层里生存，但是很难进入紧密的内黏膜层。

微生物进入人体后，说起来是定植了，但实际上它们的生存环境仍然很恶劣。因为，黏膜层会不停地分泌黏液，微生物要想在黏膜层里生存，唯一的办法就是不停地繁殖。而黏液的更新速度也非常快，每1—2小时更新一次，就是为了尽可能让靠近细胞的地方完全无菌。所以，微生物必须在较短时间内繁殖下一代，要不然就会随着新产生的黏液一起被冲刷走。

所以说，人体内微生物的日子真的很不好过。一方面，它们受食物种类的限制和免疫系统的筛选；另一方面，即使“落地生根”，也会受人体的密切监控和不断挑战。而且，能进入黏膜层、被人体信任的微生物数量很少，大部分微生物都面临着随时被人体淘汰的危险。

铁打的营盘，流水的“菌”

肠道中微生物的生存环境很恶劣，既要面临与其他微生物的竞争，又要时刻面临人体的筛选，还不知道每天能不能吃到自己喜欢的食物。但相比其他环境，人体还是非常适宜微生物生存的，至少人的肠道是常年恒温、恒湿的。只要人活着，肠道菌群就永远有吃的、喝的，比起体外忽冷忽热的恶劣环境，肠道环境对微生物来说不知道有多优越呢。

微生物当然知道哪里更适合自己生存，因此，大量的微生物都争先恐后地想要在人体留下。每天，人都要接触新的微生物，因为人每天都会接触不同的人、不同的环境，环境中的微生物就会进入人体，成为已经定植人体的微生物的直接竞争者。这些新进来的微生物紧紧盯着肠道中已经定植的微生物的位置，时刻准备着取代它们。

有一些新进来的微生物是人体欢迎的，有一些是人体不欢迎的，特别是病原菌，人体会把它们清除。对于不同种类的微生物，人体有一套自己的识别机制，究竟哪个是好菌，哪个是坏菌，人体自然有数。

人体可以通过后天免疫系统对进入人体的微生物进行标记、筛选和清除，并且整个过程都是精细化运作的。在这个过程中，人体中的肠道菌群都是需要更换的，或者说更换是无法避免的。

帮助人体适应复杂多变的环境

有一句话叫“铁打的营盘，流水的兵”，说的是，部队每年都有新兵来，老兵走，周而复始，部队还是那个部队，只是兵一直在变。人体内的微生物其实也是这样，人体不变，但微生物的种类和数量是动态变化的。

从某些意义上来说，这种变化对人体是有益的。因为，人在不同年龄段，身体需要的微生物是不同的。微生物存在的最大价值就是帮助人适应环境。如果人生活的环境发生了变化，微生物也要跟着变化，如此才能适应环境并生存下来；如果人生活的环境变了，微生物却不变，相当于微生物和人之间配合得不好，那就会出问题。

前面提到的“水土不服”，其实就属于配合不好的一种情况。当一个人从长期生活和工作的地方搬到另一个地方时，其生存环境、生活习惯等都在发生变化，随之而来的是，环境中各种各样的新的微生物开始进入人体。

人吃的食物发生改变，也会导致已经在体内定植的微生物吃的食物成分发生变化，同时，已经定植的微生物还面临新进入人体的微生物的挑战。新进入人体的

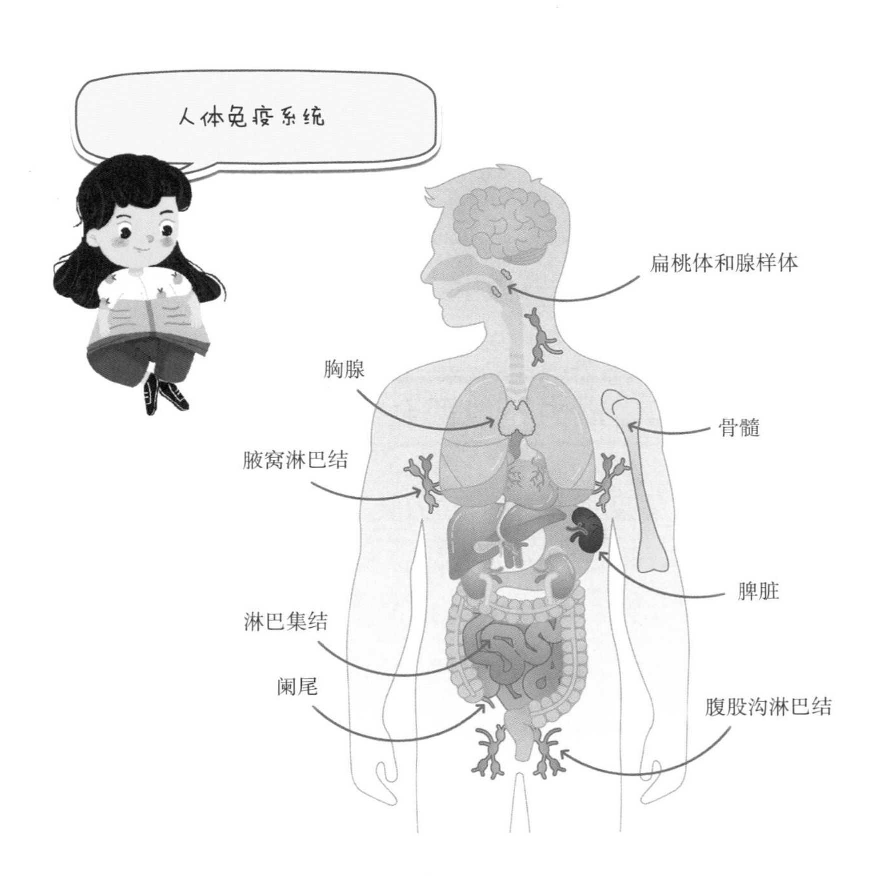

微生物随时准备着把那些不能适应新环境的微生物“干掉”，然后它们就可以“上位”啦。

不得不说，人体内的这套运行机制实在是太灵活了，既保证了人类和微生物能够和谐共生，又帮助人类适应复杂多变的环境。对于人体来说，生存原则没有变，筛选微生物的条件也没有变，是在以不变来应万变。

人体的这套应对变化的机制，实际上是由强大的免疫系统来控制的。前面提到过免疫系统识别和管理微生物的详细流程，这种对微生物的管理就好比计算机拥有强大的数据库和编码，后天免疫系统能识别1000万到10亿种抗原，远多于现存微生物的种类。

毒力和传播力不能两全

不过，免疫系统不是“万能”的，也会“失灵”。前面提到的都是正常进入人体、与人体原有的微生物进行交换的微生物，但进入人体的微生物中不乏“坏蛋”和“捣乱分子”，它们进来之后，不是跟原有的微生物“抢地盘”，而是看准了人体的细胞，目标是攻击人体。

这些坏蛋、捣乱分子——病原菌，绝对是不被人体欢迎的，比如真核病毒，它们会伪装成一个好菌，躲过

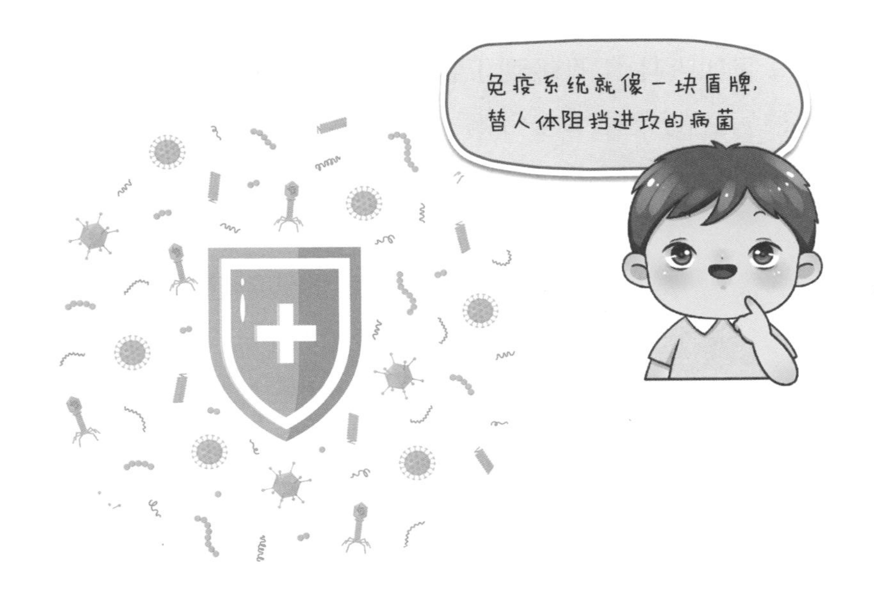

人的免疫系统，进入人体，攻击人体，使人体产生疾病。

对于人体来说，新进入的微生物一般被看作新的“移民”，需要接受审核和管理。但是，一些病原菌很狡猾，它们常常使用一些小伎俩，通过伪装或强攻进入人体。人类已知的病原菌绝对都是“高手”，否则不可能感染人。

每个人的身上都或多或少存在缺陷，而侵入人体的病原菌正是找到了人体的缺陷才能感染人。不过，人类不用担心会被病原菌打败，因为人类能进化到现在，自身肯定有一套机制来保证不被消灭。可以说，面对病原菌，人体总有应对方案。

假如人体真的碰到了特别厉害的病原菌，比如有一种病毒的致死率非常高，人只要感染了就百分之百会死亡。但实际上，这种病毒根本不会也不可能影响人类的生存，或者说这种病毒很难存活。

我们可以这样想，一种很厉害的病毒感染一个人之后，这个人很快就死了，病毒哪里有机会再去感染另外一个人呢？已经死亡的人被火化或埋掉后，病毒就没有机会传播，也就不能感染更多的人了。所以，从理论上讲，强致命性病毒并不会对人类造成很大的危害。

天花病毒繁殖速度快，而且通过
空气传播，传播速度惊人

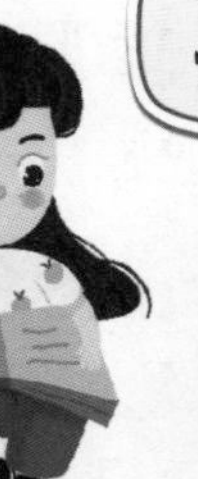

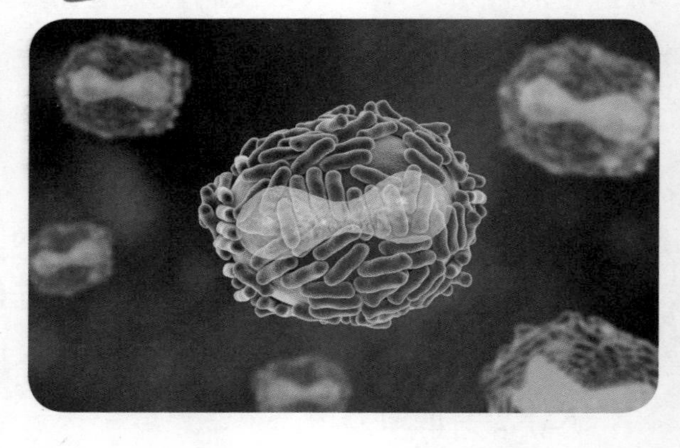

可以说，病毒的毒力和传播力不能两全，你不能设想一种病毒的毒力强，传播力又强。但毒力和传播力都适中的病毒也有，比如天花病毒。另外，艾滋病毒也是一种让人害怕的病毒，它的毒性很强，一般人感染之后，如果不加干预基本上都会死，但是它的传播力并不强，传播途径也有限。

最让人害怕的病毒，主要是那种毒力不是特别强，属于中等毒力的病毒，因为它的传播力很强，人类很难消灭它们。

科学“加油站”

定植：各种微生物经常从不同的环境接触到宿主，并能在一定部位定居和不断生长、繁殖后代，这种现象通常被称为定植。

16S rRNA测序技术：16S rRNA基因是与细菌上编码rRNA相对应的DNA序列，存在于所有细菌的基因组中。它具有高度的保守性和特异性，并且足够长，是细菌进化以及分类研究最常用的靶分子。对细菌的16S rRNA基因序列进行分析的技术，称为16S rRNA测序技术。它是当前研究微生物群落组成及其分布的重要手段。

宏基因组技术：也叫元基因组技术，元基因组是特定生境中全部微生物遗传物质的总和。以宏基因组作为研究对象，无须分离培养，直接提取DNA进行测序的技术为宏基因组技术。目前已广泛应用于微生物领域，用于研究微生物的群落结构、物种分类、系统进化、基因功能及代谢网络等。

艾滋病毒：又称人类免疫缺陷病毒（HIV），即引起艾滋病（AIDS，获得性免疫缺陷综合征）的病毒，是造成人类免疫系统缺陷的一种病毒。

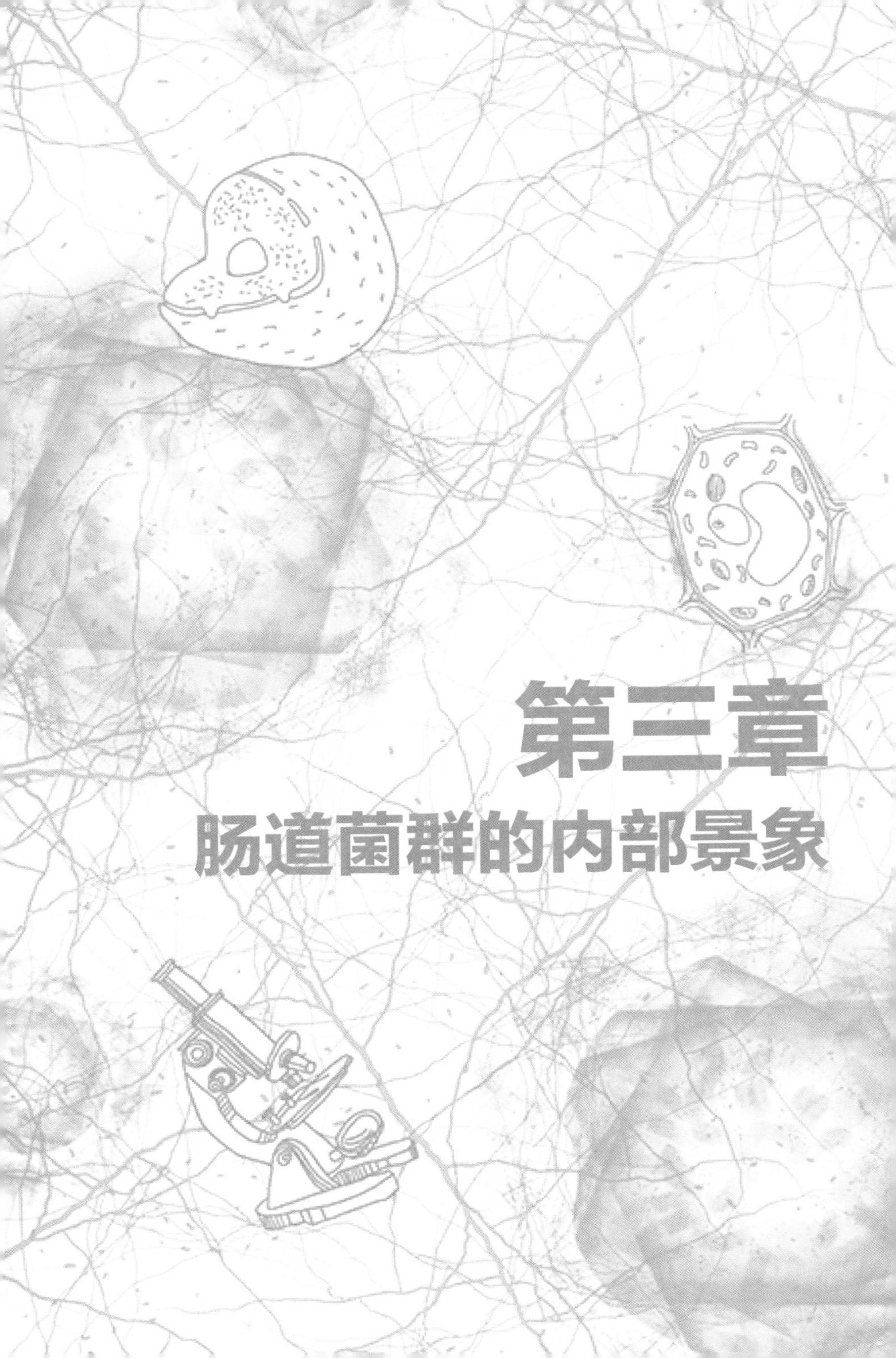

第三章

肠道菌群的内部景象

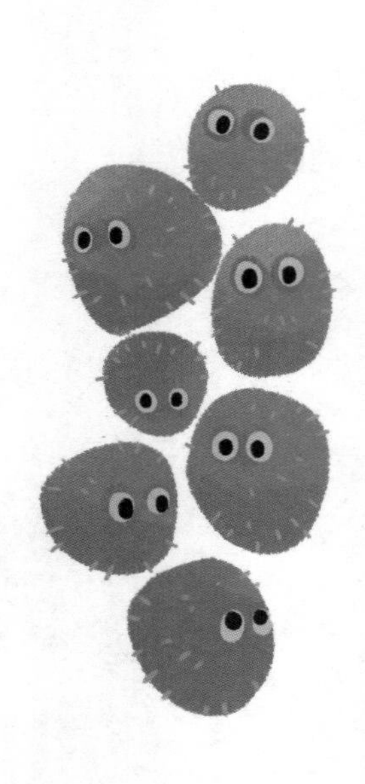

进攻：适可而止与随机应变

面对有限的资源，所有微生物都想获得好的生态位，都想在肠道里生存下来，微生物之间就免不了竞争。微生物之间的竞争手段有很多，看它们之间的竞争，就像看一部谍战大戏一样过瘾。

最早进入人体的微生物拼的是速度，谁的速度快，谁先占领资源，资源就是谁的，谁就能留下，占不到的

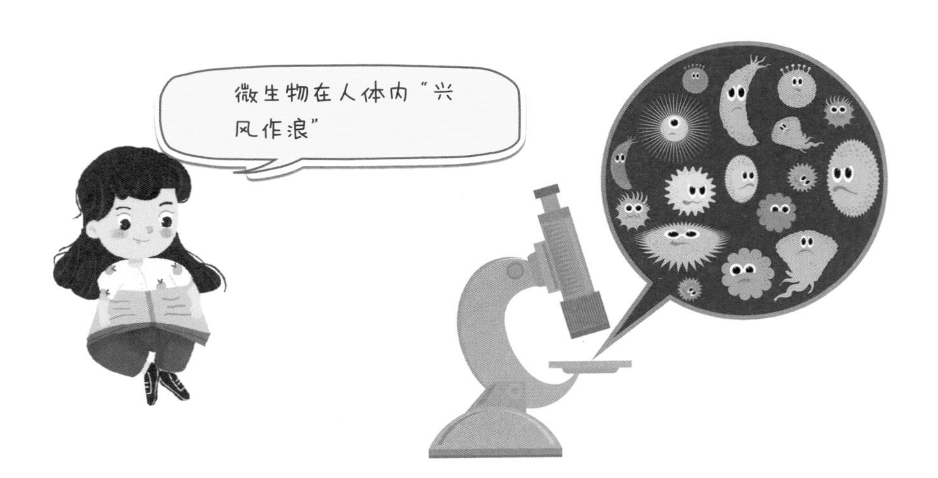

就只能离开。这就像在街上摆摊抢位子一样，谁先占领了就是谁的，公平、合理。

人体内，位置有限，先来的微生物把位置占满了，后来的微生物就没有位置了吗？其实，不是这样的。微生物的世界也遵循“弱肉强食”的生存法则，位置被占满了，那为了生存只有靠抢了，后来的微生物可以通过“打架”来抢位置。微生物们没有手脚，也不会直接打架，不过它们可以进行“化学战”。

化学武器

肠道菌群之间通过“打架”来抢夺位置，这就需要它们各显神通了。大多数微生物都能产生防御素、细菌素、有机酸等，并以此作为“化学武器”跟其他菌战斗，抑制和杀死它们。

这些“化学武器”大致可以分为两大类：一类是可以散出去、释放到环境中的，可以远距离杀死其他菌的物质；另一类是通过各种分泌系统产生的，只能通过细胞间的直接接触杀死其他菌的物质。

细菌素是由细菌产生的多肽、蛋白质、抗菌毒素等组成的一组高异质性物质，具有可扩散性，其中包括小肽毒素、大蛋白和与噬菌体相似的多蛋白复合物R型细菌素等。这些细菌素利用多种机制杀死其他微生物，包括在其他微生物身上“打孔”、抑制微生物细胞壁的合成或降解肽聚糖、抑制蛋白质的合成、抑制核酸酶活性等。

不过，与抗生素相比，细菌素的杀伤力不是太强，只能“窝里横”，它们的主要目的是抑制或杀死近亲的菌，对其他类型的菌影响不大。有证据表明，细菌素在所有主要细菌和许多古细菌中均有产生，可以说是无处不在。

R型细菌素是一种独特的“细菌杀灭装置”。R型细菌素从细胞外释放出来后，会与受体分子结合，并且将针刺入目标细胞。它们不是通过毒性物质杀死细胞，而

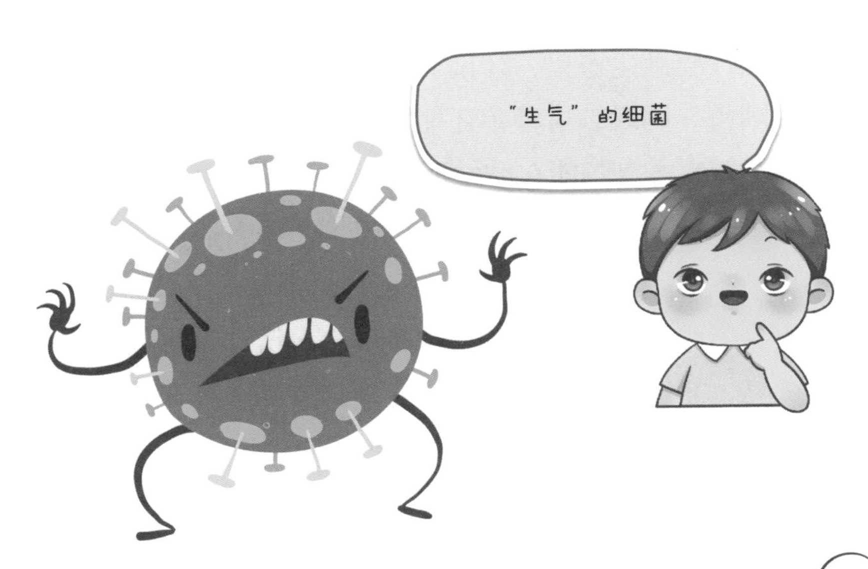

是靠物理方法来杀死细胞——通过针头穿透膜产生的孔消散膜电位，从而导致细胞死亡。

除了前面提到的几种“化学武器”之外，由微生物产生的“化学武器”还有很多种，比如IV型分泌系统毒素、多态毒素、VI型分泌系统、VII型分泌物、依赖接触的毒素系统等。

同类相残和侵略外族

在肠道菌群内部，微生物之间的进攻也分为对内进攻和对外进攻。有一些菌的进攻对象仅限于种内的菌，打击的目标是同类型的菌，这就是俗称的“窝里横”；另一些菌则能跨过属、科、目等进行跨物种攻击。

在口腔微生态里，牙菌斑上有一种变异链球菌，能导致龋齿。同时，这种菌还能靠产生乳酸抑制其他菌的生长，而它本身却能在酸性环境中活得很好。

血链球菌是牙菌斑上的一种常见菌，它就很怕酸，变异链球菌产生的乳酸能抑制住它。但是，为了生存，微生物们都会使出自己的看家本事。血链球菌也不会坐以待毙，它能产生过氧化氢，这种物质是一种非特异抗菌剂，能对付变异链球菌，抑制它们的生长。

当然，其他微生物也没闲着，比如牙菌斑中还有一种寡发酵链球菌，这种菌的能耐更大，它不仅不怕乳酸，还能把变异链球菌产生的乳酸分解掉，转化成过氧化氢。它和血链球菌共同产生的过氧化氢能抵制变异链球菌的生长。

以上只是数百种口腔菌群中的3种，其他微生物也都可以产生自己特有的“化学武器”。

所以说，想在微生态里生存，每一种菌都需要有“战斗”的能力，能对抗不止一种菌。

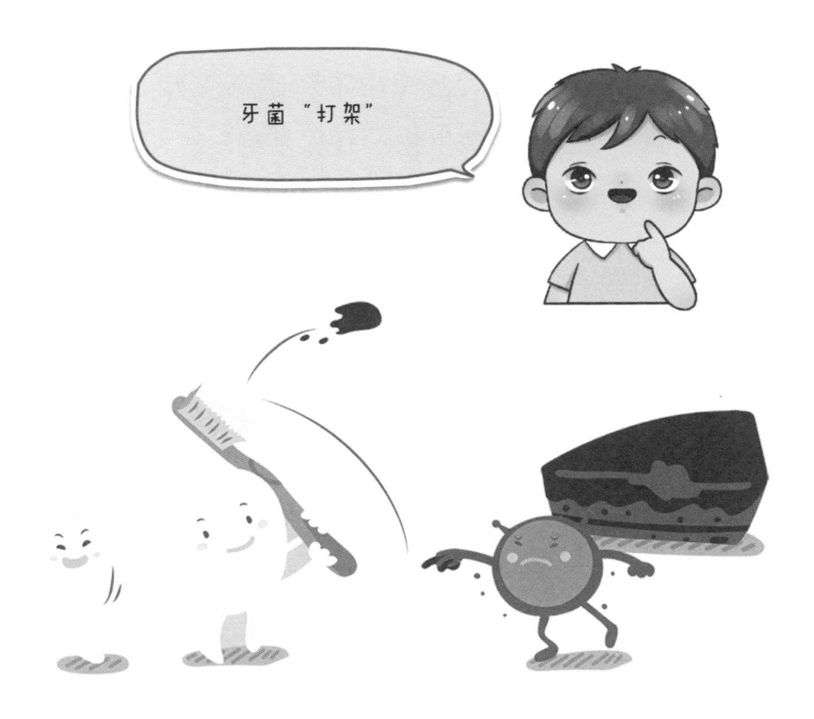

菌与菌之间经过长期的竞争，也都熟悉了彼此的套路，彼此之间可以见招拆招，攻防兼备，因此它们需要不断地获取多种能力，既要竞争又要合作，最终都是为了获得自己的生态位。

适可而止的进攻

科学家通过近年来的研究还发现，微生物之间的战争不是“赶尽杀绝”，而是“适可而止”。也就是说，微生物之间的进攻和防御都存在反馈机制，在反馈机制的监控下，一种微生物在战斗中不会使尽全力，而是有所保留，不会把另一种微生物“赶尽杀绝”。

2016年的一项研究发现，一些菌株可以产生具有很强杀菌作用的抗生素，令科学家不理解的是，那些产生抗生素的菌株居然会主动限制自身的抗生素产量。那么，它们为什么会这么做呢？

细菌产生的抗生素可以通过抑制周围其他竞争物种的生长获得生存优势，但是，这些菌株不会无休止地产生过多的抗生素，而是在抗生素达到一定数量时就停止了。原来，它们是为了不招惹同样有竞争优势的耐药株。

不要以为其他菌肯定会被抗生素杀死，抗生素用多了，其他菌一定不会坐以待毙，它们也会见招拆招，采取可以防御抗生素的措施，这时候就出现了耐药株。一旦产生耐药株，细菌分泌的抗生素也就失效了，它还得采取新的进攻方法，那就得不偿失了。

细菌似乎理解《孙子兵法》中“归师勿遏，围师遗阙，穷寇勿迫”的道理，居然也知道给竞争对手留条后路，以免有一天自己被灭掉。细菌的世界如此精妙，就连它们之间的竞争也是拿捏有度、适可而止的。

随机应变的合作

你可能在电影中看到过这样一个场景：两拨人正打得不可开交，突然，不知道是谁撒了一大把钱，于是，原本拼得你死我活的两拨人好像忘了打架的事，纷纷放下了手里的武器，开始一起抢钱了。

实际上，肠道菌群里的各种菌也是这样的，它们虽然每天都在竞争，但是有时也会随机应变——由竞争转为合作。

有研究发现，肠道中的细菌是不是竞争关系，是受外环境调控的，调控的因素就是进入肠道里的各种食物，进入肠道里的未消化完的食物就是它们的主要刺激物。菌群见了食物，哪里还顾得上打仗，有谁会笨到跟

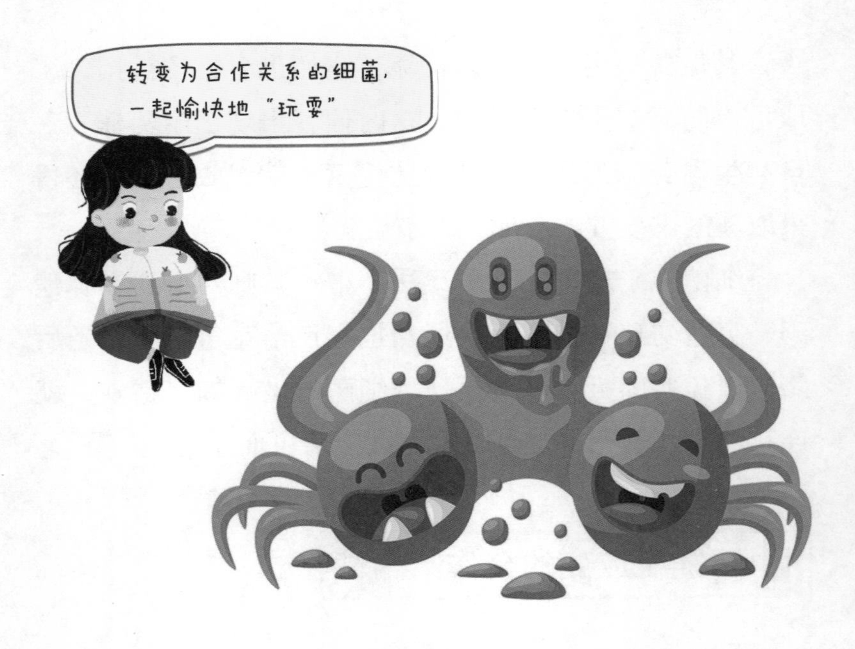

吃的东西过不去呢？所以，肠道菌群可以对各种环境信号做出反应，进而调整彼此之间的关系。

对人类有好处，也有坏处

肠道菌群之间进行斗争，人体也会受到影响。从人类自身的角度来看，菌与菌之间的斗争对人类有好处，也有坏处。

好处是，一些已经进入人体并且定植下来的肠道菌群，可以通过产生抗菌毒素等物质，跟企图进入人体的病原体做斗争，防止坏菌侵入，发挥菌群的定植抗性作用，保护人体健康。

举个例子，有研究发现，小鼠肠道黏膜中有一种共生菌——沙氏黏液细菌（Mucispirillum schaedleri），这种菌虽然在肠道里的数量不多，但是做了不少好事。它们通过竞争获得营养物质，帮助小鼠抵抗一种叫作鼠伤寒沙门氏菌的感染，从而避免小鼠患结肠炎。

坏处是，一些已经进入人体的病原菌，则会使用它们携带的毒素攻击人体原来定植的菌，并且竭尽全力地入侵，最终使人类患病。

霍乱弧菌是一种导致霍乱发生的病原体，这种菌的"武器"是一种类似于注射器的VI型分泌系统（T6SS），通过刺穿目标细胞来杀死其他细菌。科学家在无菌斑马鱼中发现，霍乱弧菌用它独特的T6SS追着肠道中的维氏气单胞菌打。更有意思的是，T6SS并不直接杀死这种细菌，而是通过增加无菌斑马鱼的肠道收缩强度，借助无菌斑马鱼来清除维氏气单胞菌。

根据这些肠道菌群对人体的作用，可以把它们分成好菌和坏菌，究竟属于哪种菌完全取决于它们自己的立场。菌和菌之间对抗的结果无非是"你死我活"或是"打成平手"，造成数量的减少。实际上，有研究发现，菌与菌之间的这种对抗，不但不会减少微生物的多样性，还能利用“空间隔离”的方式增加微生物的多样性。

什么叫“空间隔离”呢？意思是，彼此之间保持一定的距离：既然谁都杀不死谁，没有常胜者，也没有永久的失败者，那就只能各自占领一块地盘，彼此保持一定距离。如此，各类菌都有了属于自己的空间，菌群自然就具有了多样性。

因此，我们应该鼓励菌与菌之间的竞争，这样可以增加菌群多样性。增加菌群多样性对人体来说是好事。如果把肠道菌群之间的竞争看作鹬与蚌之间的竞争的话，那么最终受益的将是我们人类。

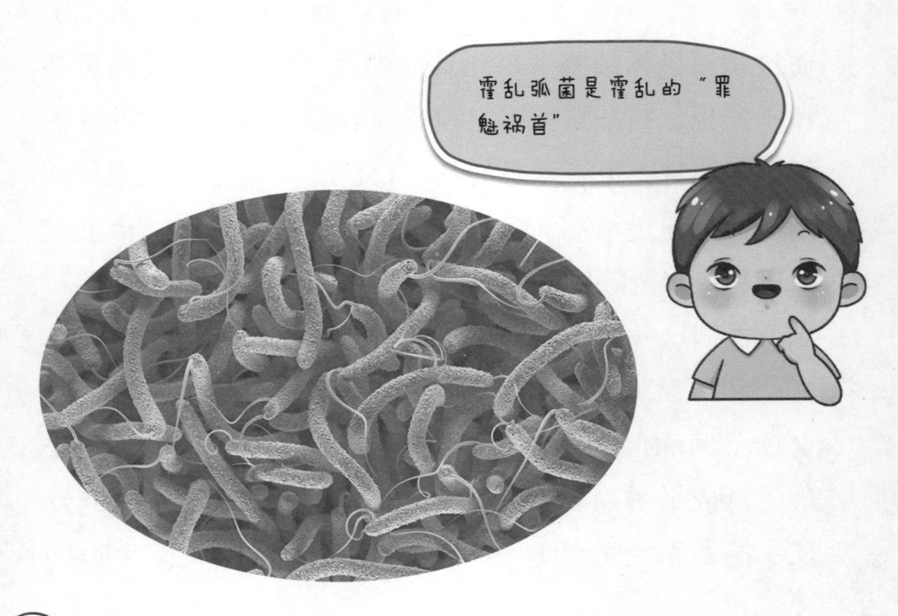

防御：未雨绸缪与偷师学艺

微生物们为了自身的生存都会使出“绝招”，同时它们还必须防备其他菌的攻击，学会防御，学会见招拆招。作为一个合格的肠道菌，只会生产和排出各种毒素作为“化学武器”是不够的，还要会找“解药”。

肠道菌群会制造“化学武器”是基本技能，是生存的标配。大家都会制造“化学武器”，都会分泌抗菌物质，最终的结果是，大家都没有被“毒死”。因为，每一种菌为了应对复杂的生存环境，都会像古代打仗的士兵一样，一手拿着矛一手拿着盾，既能进攻又能防守。

肠道中的菌要想在肠道定植下来，就必须面临持久的“军备竞赛”，除了要掌握给其他菌“下毒”的技能，还要自备一套专门的防御系统，使自己拥有更强大的竞争能力。

未雨绸缪

一种细菌在攻击其他细菌时，为了防止自己和同胞受伤害，就需要有一套防御系统。当每个细菌都有一套防御系统时，谁能生存下来就看谁的防御系统更厉害了。

人们发现，细菌除了分泌毒素，还会产生免疫因子作为解药。研究人员猜测，生产毒药的基因和生产解药的基因应该是成对出现的，并且数量相当。

细菌的防御系统究竟是什么样子的呢？细菌和古菌为了防止病毒（噬菌体）的侵染，进化出多种复杂的、专门对抗噬菌体的防御机制，相当于它们的"免疫系统"，跟人类的免疫系统一样，目的是抵御病原菌的入侵。

有研究分析了45000多个细菌和古菌的基因组，在它们编码的1.2亿多个基因中，发现有14083个蛋白家族发挥了潜在的防御作用。研究者对每一个蛋白家族进行分析后发现，这些蛋白家族编码的基因往往不是孤立存在的，而是集群存在的，同时，在这些集群周边还有多个候选抗性基因。

在进一步的测试中发现，有超过65%的已知抗性基因周边分布着一些候选抗性基因，而且处于抗性激发状态。也就是说，细菌的防御系统基因大量聚集在一起，种类很多，在主要防御基因周边，还有大量的“预备军”，随时准备发挥防御作用。

没想到，小小的细菌都知道未雨绸缪，为了防止自己在残酷的战斗中被干掉，它们真是没少做准备，为此还建立了强大的防御体系，并且做了“B计划”。

在这些细菌中，抗噬菌体基因就是集合成基因岛而存在的，里面包含了至少9种抗噬菌体和1种抗质粒系统，“大名鼎鼎”的CRISPR–Cas9系统也在里面。CRISPR–Cas9系统是一种基因治疗法，这种方法能够通过DNA剪切技术治疗多种疾病。

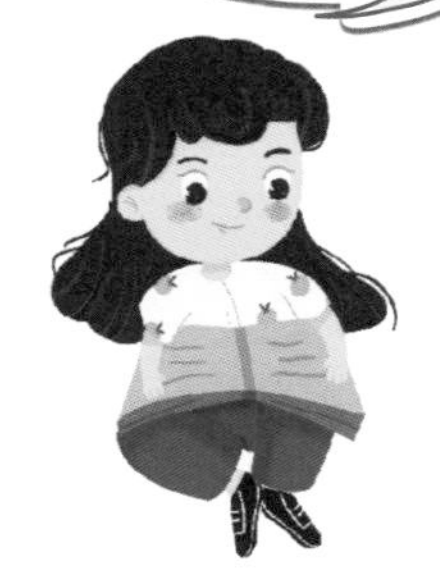

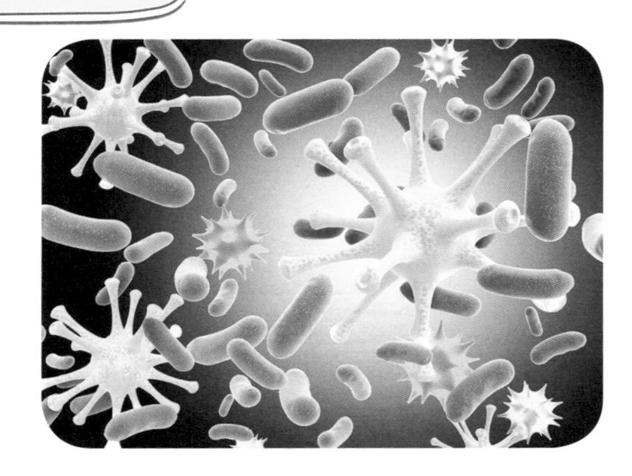

紧接着，研究者又测试了这些细菌的防御能力——用噬菌体感染一下，看看细菌有什么反应。结果发现，当第一次用噬菌体感染时，大部分细菌被攻陷了。不过，在第一代被侵染的细菌中，有超过80%的细菌后代中都含有一种Zorya基因，有这个基因的细菌就有了抵抗噬菌体的能力，它的后代就不再惧怕噬菌体侵染。这就证明Zorya系统就是细菌里防止噬菌体侵袭的防御系统之一。

那么细菌是怎样建立防御系统的呢？有两种方式：

第一种方式是靠细菌本身的基因突变，在对抗噬菌体时，一些细菌的基因发生突变后获得新的防御技能且没有被杀死，这种技能被保留下来后就成了防御系统的一部分。

第二种方式是靠基因的水平转移，也就是说，细菌不需要自己产生防御基因，只要其他细菌产生了，就可以通过基因的水平转移，转到这个细菌体内，成为它的防御系统的一部分。这种方式在细菌中更常见。

偷师学艺

如果细菌本身能力不行、武力不够强大，该怎么办呢？这时候可不能太好面子，要“不耻下问”“虚心学习”。有研究发现，细菌会“偷师学艺”，向周围的菌学习，甚至向自己的“敌人”学习。

有一种细菌叫脆弱拟杆菌，它本身的防御基因数量要远远多于产毒基因数量。也就是说，在它的基因组里，用于防御的基因数量远多于用于攻击的基因数量。脆弱拟杆菌怎么能有这么多的防御基因呢？

其实，脆弱拟杆菌体内的防御基因不是自带的，而是来自肠道中的其他细菌。它把其他细菌的防御基因给“偷”了过来，放到自己的防御系统里，相当于跟其他细菌共享了防御体系。借用这种方法，脆弱拟杆菌就可以大幅度升级自己的防御能力，抵抗入侵者。

2019年10月，《自然》杂志发表了一项研究发现：肠道拟杆菌目广泛含有一套抵抗T6SS毒性作用的免疫机制，这种细菌免疫机制主要由一类被称为“获得性细菌间防御”（AID）的基因簇来编码。这种AID基因簇还可在细菌之间水平转移，只要具备了这套系统，所有细菌都能得到保护。

也就是说，肠道细菌之间不光有“你死我活”的斗争，还有“好东西大家一起分享”的友爱互助。

群体感应：微生物间的“分子语言”

战争能否取得胜利，有时候非常依赖信息的传递。微生物要想在激烈的战斗中获得胜利，必须知道如何“通风报信”，获得和破译情报。

有研究发现，微生物能产生一些信号物质并发送到环境中，把自己想要表达的信息传递出去。同时，微生物也能接收信号，并且根据接收到的信号适时调整自己的“作战方案”。这种微生物之间相互沟通的方式就是群体感应。

什么是群体感应?

微生物的群体感应是，每个菌都能往外发信号，然后也都能感应信号，通过信号来感知群体里有多少同类，当种群生长到一定密度、达到一个阈值时，特定的基因才会被信号分子诱导表达。

目前，已经确认的微生物信号分子有很多，比如寡肽、自诱导物2等。这些信号分子可以被看作微生物之间相互交流的“分子语言”，微生物通过“分子语言”调控自己和群体的行为，决定是合作还是竞争。

群体感应的作用

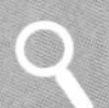

有研究发现，微生物的很多行为都会被群体感应调控，主要涉及生物膜的形成和成熟，抗菌物质的产生，胞外多糖的分泌，代谢过程的调控，等等。

因此，群体感应过程中的信号传递并不仅限于菌群内部，不同菌群之间也需要传递信号。实际上，相同种属和不同种属的微生物之间都能进行复杂的交流与合作。有研究发现，与群体感应相关的基因确实存在于微生物种内和种间。

除了微生物之间有群体感应，微生物和人体之间也有感应。有证据表明，微生物与宿主共生或使其致病时，群体感应扮演了重要角色。有研究发现，超过70种革兰氏阴性菌可以通过分泌信号分子来结合动物细胞的胞内调节蛋白，而在革兰氏阳性菌中，群感体系中的肽类分子和动物细胞膜上的组氨酸激酶接收器进行了组合调控。

微生物之间以及微生物与宿主之间的信息沟通非常重要。从人类历史上无数次的战斗中我们应该知道，要想取得胜利，就要善于截获和破译敌人的信号，越善于利用信号，就越容易取胜。

微生物的世界和人类的世界一样，那些善于向环境中发送信号，善于从环境中接收信号，并且适时调整自己的基因表达，适时调控自己的反应的微生物有更强的竞争优势，能更好地适应环境。

感知信息，调整行为

在微生物的世界中，信息沟通的重要作用是，当彼此看不到对方的时候，可以通过信息沟通来分清敌友。

“绿胡子”基因理论认为，微生物通过独特的生物特征来识别自己的亲属，只有这些有“绿胡子”的个体才能从合作中受益。比如，一种生长在土壤里的黏细菌有一个编码黏附分子的csaA基因，被编码的这种黏附分子能相互识别并帮助黏细菌在土壤中聚集，如果把这个基因敲除，细菌就不能聚集，就会被排除在种群之外。这种特殊的基因赋予细菌识别亲缘关系远近的能力，成为促成细菌间相互合作的关键基因，所以这种基因也被称作“绿胡子基因”。

为什么叫“绿胡子基因”呢？这是为了说明其特征而找出来的明显标志。人是不会长出绿色胡子的，如果出现了长绿胡子的人，那么同样长绿胡子的人就会主动凑在一起，构成一个群体。此时，“绿胡子”就成了一个明显的标志。

微生物中还有很多类似于“绿胡子基因”的基因，比如，铜绿假单胞菌相互之间的交流就是通过一种密度感受分子来进行的。一般来说，每个细菌都要合成密度感受分子分泌到环境中，并作为“公共物品”供整个群体识别，群体再根据这种分子的数量来调节群体行为。这些“公共物品”被产生并释放，供整个种群感知和利用。

类似的“公共物品”有很多，比如转化酶，具有将蔗糖分解成单糖的作用；胞外多糖，具有影响生物膜的形成、为细菌形成三维结构提供聚合物基体的作用；根

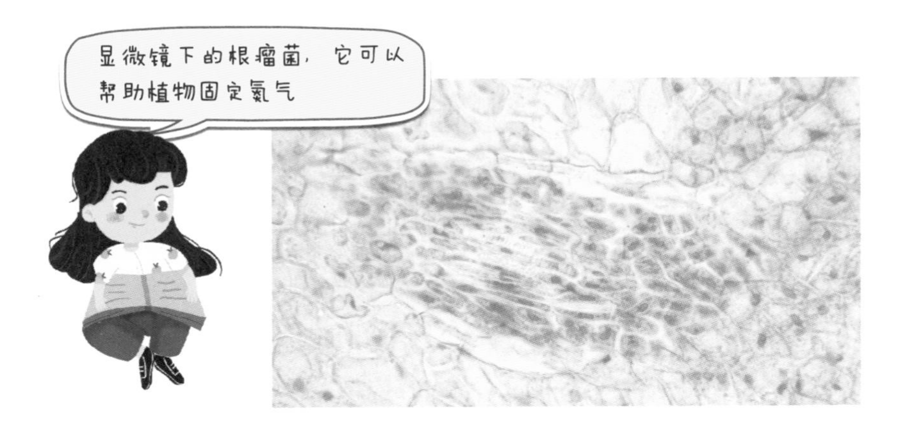

瘤菌，具有给宿主提供生存资源、减少生存压力的作用，等等。

那么，微生物怎么根据“公共物品”来调整自己的行为呢？每一个细菌都可以感知“公共物品”的量，当这个量达到一定阈值时，它们就知道有很多同类。由于资源有限，它们需要调整自己的代谢策略才能活下去。

这时候，对于个体来说，它们可能会调整自己的营养代谢，加速营养吸收；对于群体来说，它们可能会采取一致行动，比如集体发起进攻，扩展地盘，抢占更多的资源，在这种情况下就需要它们彼此合作了。

一致对外，合作解决问题

大多数时候，细菌之间是需要通过合作来解决问题的，而解决的也都是外部问题，比如食物短缺问题、营养和能量供应问题。

当然，人类也经常给肠道菌群带来“灾难”，比如人类突然改变自己的饮食习惯，从爱吃肉突然变成爱吃蔬菜，或者因为出差，生活和饮食习惯发生重大改变，这些改变对微生物来说就是“天灾”。

当微生物面临挑战或者“天灾”时，它们会通过合作来改变自己以适应复杂多变的环境。打个比方，当一群细菌感觉资源不够用时，它们就会合起伙来开拓新的生存空间，就像人类一样，大家一起修水渠、修公路，共同创造一个适合自己生存的环境。

除此之外，当人类吃下去的食物成分复杂时，为了最大限度地利用得来不易的食物，大量的微生物就会一起参与分解。因为每种微生物所具有的酶或者工具是有限的，大量的微生物共同参与食物的分解过程，就能把食物分解得比较充分，而且所有参与分解的微生物也会因此获得自己所需要的营养和能量。

迷惑欺诈，借刀杀人

当然，微生物间的战争有失败的时候，群体感应也有失利的时候。如果在正面战场上打不过对方，微生物就会采用迂回战术，通过其他方式进行战斗，正所谓“兵不厌诈”。

有些微生物会发送虚假信号，搞迷惑和欺诈。铜绿假单胞菌会分泌群体感应的QS因子，理论上，每个细菌都要合成并分泌这种QS因子，但是有一些细菌不分泌QS因子。由于它们不分泌QS因子，其他细菌也就不知道它们的存在了。

它们为什么要这样做呢？——为了自己的利益。它们不分泌QS因子，就能为自己节省不少能量，那么在繁殖和生存上就更有优势了。它们的行为就属于欺诈行为。

此外，当环境中的铁离子短缺时，铜绿假单胞菌还会主动分泌一些含铁囊泡供其他细菌使用。但是，也有不分泌这种囊泡的铜绿假单胞菌，不光不分泌，还偷偷利用其他铜绿假单胞菌产生的囊泡，使自己迅速生长。这些铜绿假单胞菌的行为，就属于典型的欺骗行为。

微生物之间除了互相欺骗，还会暗斗。人体一般不允许体内的微生物乱战，免疫系统会整体监督和管理微生物，一旦某个微生物做出出格的行为，免疫系统就会出手。

有一些微生物为了抑制其他细菌，居然会“借刀杀人”——借助人体免疫系统，暗杀异己。比如霍乱弧菌可以通过VI型分泌系统（T6SS）影响宿主，让宿主的肠道蠕动加速，从而间接清除肠道中的另一种维氏气单胞菌。而维氏气单胞菌可能并不知道自己被清除是霍乱弧菌搞的鬼。

此外，肠道中还有一种白色念珠菌，这种菌本身是人体微生物中的一员。白色念珠菌会通过特殊的Th17免疫细胞影响人体免疫系统，进而抑制其他真菌生长。也就是说，白色念珠菌借人的手干掉其他真菌，被干掉的真菌还不知道自己是被谁杀死的。

互利共生：合作才能共赢

在肠道菌群中，微生物之间既有竞争又有合作，它们通过群体感应进行交流，交流的信息里既有相互斗争的信号，又有彼此合作的信号。然而微生物之间的竞争是有利于增加物种多样性的。

有人用啤酒酵母做了一个实验，先选了一种野生型酿酒酵母，它能产生转化酶，把蔗糖分解成单糖供酵母利用，这种野生型酿酒酵母扮演了“合作者”的角色，这种酵母自己只需要其中1%的单糖就够用，剩下的99%就分给其他菌利用。而另一种酵母，本身不能产生转化酶，只能利用“合作者”产生的单糖，它就扮演了“欺骗者”的角色。

实验发现，如果初始状态时“合作者”很少，一段时间后，“合作者”的比例会上升，直至达到平衡状态；如果初始状态时“欺骗者”很少，“合作者”较多，那么后期“欺骗者”的比例会上升，也能达到平衡状态。

也就是说，大多数情况下，不管有多少“合作者”

主动分解蔗糖，经过几轮培养后，最终“合作者”和“欺骗者”都能共存，并且还能达到平衡状态，整体都是趋向合作的。

不过，这种合作也不是完全无限度的，“合作者”与“欺骗者”只能在一定范围内共存。“合作者”必须保持一定的初始比例，如果“合作者”的初始比例太低，没有足够的单糖产生，那么整个种群就会消亡。

因此，最开始的时候，不管是“合作者”多还是“欺骗者”多，为了共赢，合作总是存在的，而且大家都能从合作中获益。合作是种群壮大的基础。如果最开

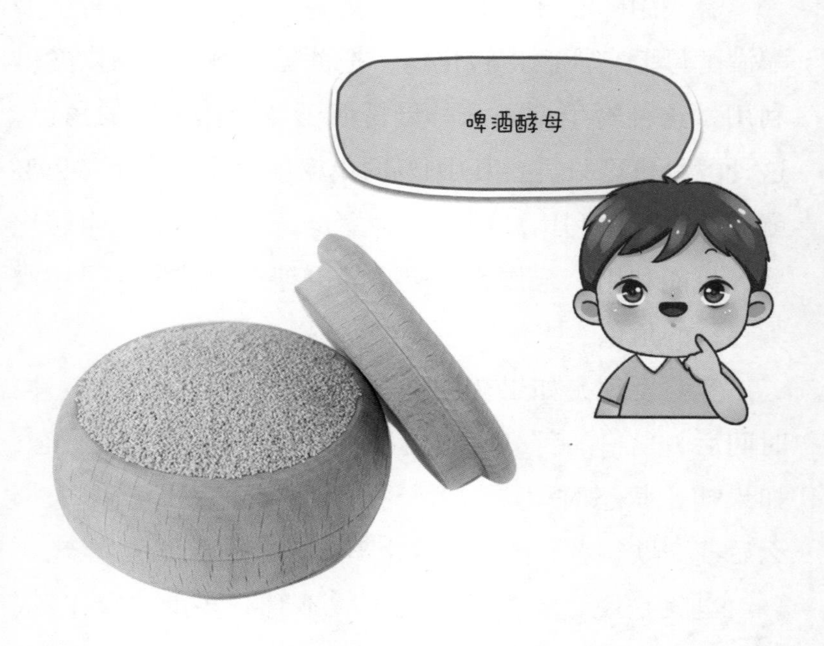

始的时候，没有细菌愿意做出奉献，那么整个种群都有可能消亡。这种通过合作相互受益的行为在微生物中很常见。

协同互利

在微生物的生态系统里，微生物与微生物之间形成了复杂的生态网络。基于我们对微生物世界的了解，微生物间的相互作用可根据其代谢链的不同分为六种，即偏利、竞争、捕食、独立、协同和偏害。下面我们主要介绍协同关系。

为了让大家更好地理解，先举一个肠道菌群之间协同关系的例子——一起吃饭。肠道中，细菌“一起吃饭”的模式跟人类不同，它们不是坐在一起同时吃，而是按一定的顺序，有些细菌先吃，有些细菌后吃。也就是说，一种细菌吃饱了，它的代谢产物可被另一种细菌当作食物，从而形成一个代谢链。

在这个过程中，代谢链上的第一种细菌先吃，吃到一定程度时，它就吃不动了，它的生长会被自身积累的代谢产物抑制；而第二种细菌能以第一种细菌的产物为食，从而减少产物的积累，那么抑制作用就不存在了，此时这两种细菌就都可以持续享用食物了。这种合作关系，可以让双方互利共赢。

微生物之间还可以利用自身优势为合作方提供便利，形成社会化的互利共生。这个过程需要两种或多种微生物共同参与才能完成，每种微生物都需要贡献自己独特的酶，彼此之间才能互利共生。

举个例子，用微生物进行废水处理时，甲烷的产生和毒素的分解都依赖微生物的协作。科学家在高温厌氧污水沼气池中发现，有一种热丙酸杆菌能利用丙酸盐发酵产生乙酸、碳酸氢盐和三个氢气分子，但该发酵过程需要的能量极大，一般情况下反应十分缓慢。其实，这是因为热丙酸杆菌没有找到“好伙伴”。

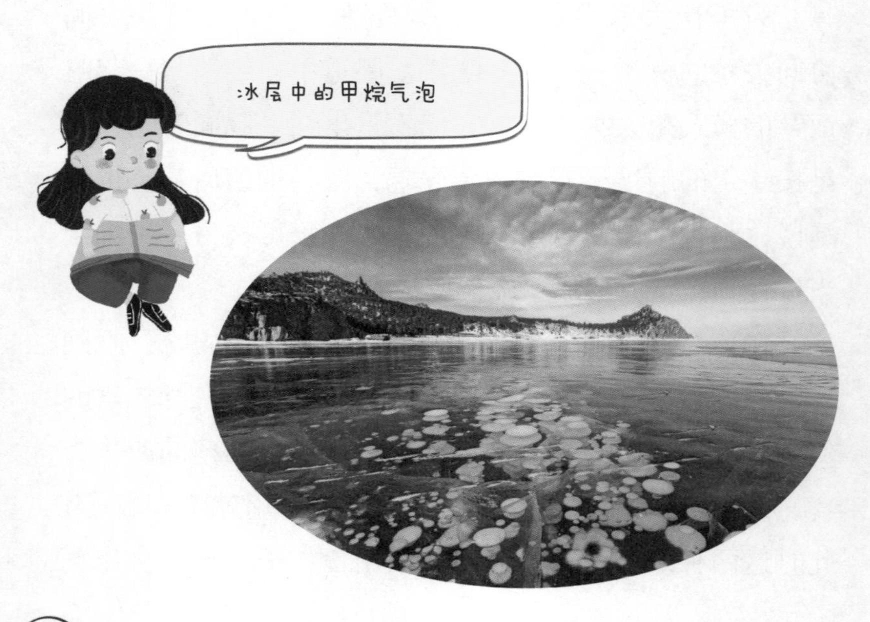

研究发现，有一种产甲烷的古生菌叫热自养甲烷嗜热杆菌，这种热自养甲烷嗜热杆菌正好能把热丙酸杆菌的产物氢气转化为甲烷，同时又能释放出大量能量，以此为耗能大的热丙酸杆菌提供能量。

这两种菌简直就是一对“好搭档”。研究还发现，当对这两种菌进行共同培养时，就会形成聚集体，在这个聚集体里，热丙酸杆菌的鞭毛还能主动把热自养甲烷嗜热杆菌给黏附到一起。它们的协同作用让彼此都能比原来活得更好，更有价值。

不过，如果协同关系中缺了一些菌，可能生物链就连不上了，一些产物就不能合成了，整个代谢链也就中断了，这时候就会出现微生态失衡。

抱团取暖，形成生物膜

微生物之间通过群体感应沟通后，大多是以群体形式生存的。这些微生物都附着于载体表面，形成高度组织化、系统化的微生物膜。人体的内外表面都有生物膜，它们本身具有很强的抵御病原菌的能力，并且有65%的人类感染性疾病都与微生物形成的生物膜有关。

研究发现，生物膜里的微生物与“散兵游勇”不同。生物膜是高度复合的系统，有复杂的交流和合作体系，在这里，可以产生“1+1>2”的非线性效果。

在口腔微生态里，生物膜的形成需要不同菌的配合。链球菌属作为早期开拓者，打好基础后，具核梭杆菌等其他细菌就能附着到链球菌形成的基础表面上，大家再一起继续开拓领地。通过这样的合作，它们就能共同在人的牙齿上形成功能完整的生物膜了。

有时候，微生物聚集、抱团，目的是增强自身的抗逆性，这种情况被称为抗逆性聚集。“逆”指的是不好

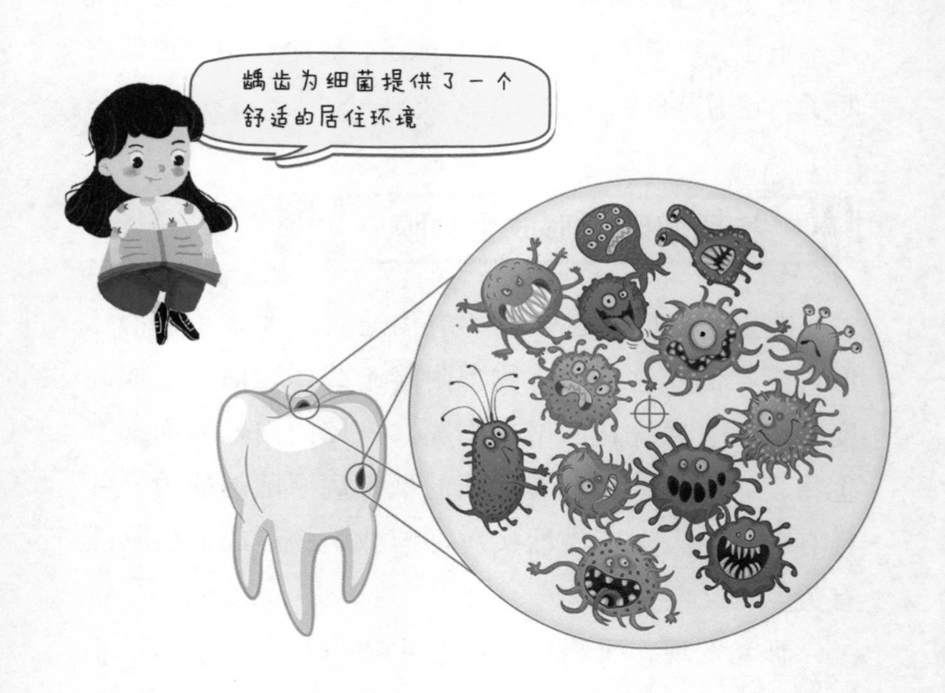

的环境条件，比如酿酒，酒精产生比较多时，就会抑制酿酒酵母的活性，但是大量酿酒酵母絮凝在一起，就能提高它们对酒精的耐受性，对酵母来说，这种聚集能增强自己的适应性。

除此之外，微生物形成生物膜后，也会大幅度提升自身对酸碱度的耐受性，而且在生物膜的特殊结构中，细菌耐受抗生素的能力可以达到独立细菌的1000倍。

为什么聚集之后就能有这样的作用呢？研究人员认为，微生物分泌产生的胞外多糖可以形成聚合物基体，随着细菌的不断增殖，就会形成特殊的胶状、絮状或集落状的三维结构。这种三维结构能克服辐射、渗透、干燥等不利因素。

有时候，这种三维结构就像人类建造的房子一样，不是简单地堆积在那里，而是形成有特殊功能的结构。比如，在某些情况下，这个三维结构里还能形成有循环作用的通道，这些通道就像给房子提供水、天然气等的管道一样，可以给微生物提供生长繁殖所需的水、营养物质、酶类、信号分子等，甚至还能分解潜在的毒素。

有了这种功能结构，微生物间的代谢协同效应也会进一步加强。比如有一种叫硫化叶菌属的细菌，能通过形成这类结构来加强细胞之间的DNA交换，促进

DNA的修复，以此来避免或修复紫外线和辐射对细胞造成的创伤。

微生物就是生活在这样的生态系统里，彼此之间既有竞争又有合作。它们之间通过密切的信息交流和沟通，协作互利，合作共赢，以此更好地繁衍后代。

在人体微生态里，如果一类微生物发展得太快、太招摇，一定会出问题；低调一些，保持谦卑，适可而止，才容易存活。因为一些微生物繁殖得太快、太多，其占用的资源也会变多，这就会引起人体注意，人体就会对它们进行调节，抑制它们的数量，以避免整个生态系统失衡。

无论是肠道菌群还是人类，既要有合作又要有竞争。自由的合作和竞争本是自然界的发展规律，也是最具活力的生态现象，符合可持续发展的要求。

人体自身拥有防御体系

除了病原菌本身的特征决定了它们不能灭绝人类之外，人类也自有一套系统的防御体系来应对进入人体的病原菌。前面提到的免疫系统实际上只是这个防御体系中的一部分，总体来说，人的防御体系有四道屏障。

第一道屏障是微生物屏障。一些微生物本身就是被人体“招募”进来防御病原菌的，那些在黏膜层外面生存的大量微生物，本身就在用自己的身躯抵挡病原菌的侵入。被人体接纳的共生菌，占据了自己独特的生态位之后，病原菌就没有机会、没有空间生存了。“一个萝卜一个坑”，没有坑了，病原菌怎么生存？所以，微生物形成的微生物屏障能直接抵御病原菌的侵入。

第二道屏障是化学屏障。人体通过分泌一些酸性物质，比如胃酸、有机酸，或通过分泌黏液，产生过氧化氢、抗菌肽等化学物质，构成化学屏障来抑制或杀死病原菌。

第三道屏障是物理屏障。人体还设置了非常严密的细胞屏障，也称为物理屏障。对人体的肠道来说，肠壁细胞就是屏障，一个个肠细胞构成了致密的“砖墙”，可以阻挡病原菌的侵入。

第四道屏障是免疫屏障。肠壁屏障的后方就是人体强大的免疫屏障了，它是由一系列免疫细胞，如T细胞、B细胞，以及免疫因子共同构成的。

人体应对微生物的方案有很多，人体对微生物并不是抑制，而是管理，人体这套完善的系统决定了哪些微生物能留下来，留在什么位置，以及哪些微生物不能留下来。总之，外来的微生物想要进入人体并不容易。

科学“加油站”

阈值：又叫临界值，是指一个效应能够产生的最低值或最高值。

非特异抗菌剂：特异性就是A只对B起作用，也就是A对B有特异性，如果A还能对除B外的其他物质起作用，那么就是非特异。非特异抗菌剂就是不只对一种菌起作用的抗菌剂。

霍乱：由霍乱弧菌感染引起的烈性肠道传染病，其病原体为霍乱弧菌，通过粪口传播，是我国法定管理的甲类传染病。

古菌：又可称为古生菌，是一类很特殊的细菌，多生活于各种极端自然环境中。它是原核生物中的一大类，既与细菌有很多相似之处，又有另一些特征类似于真核生物。

抗性基因：抗性的遗传因子。基因是遗传信息的载体，通过自我复制，使遗传信息一代一代地传递下去。

QS因子：群体感应（Quorum Sensing, QS）是一种细菌细胞与细胞间的通信系统，即细菌通过可扩散的小分子物质相互沟通。QS因子就是群体感应因子，充当调控菌群密度感应系统的毒力因子。

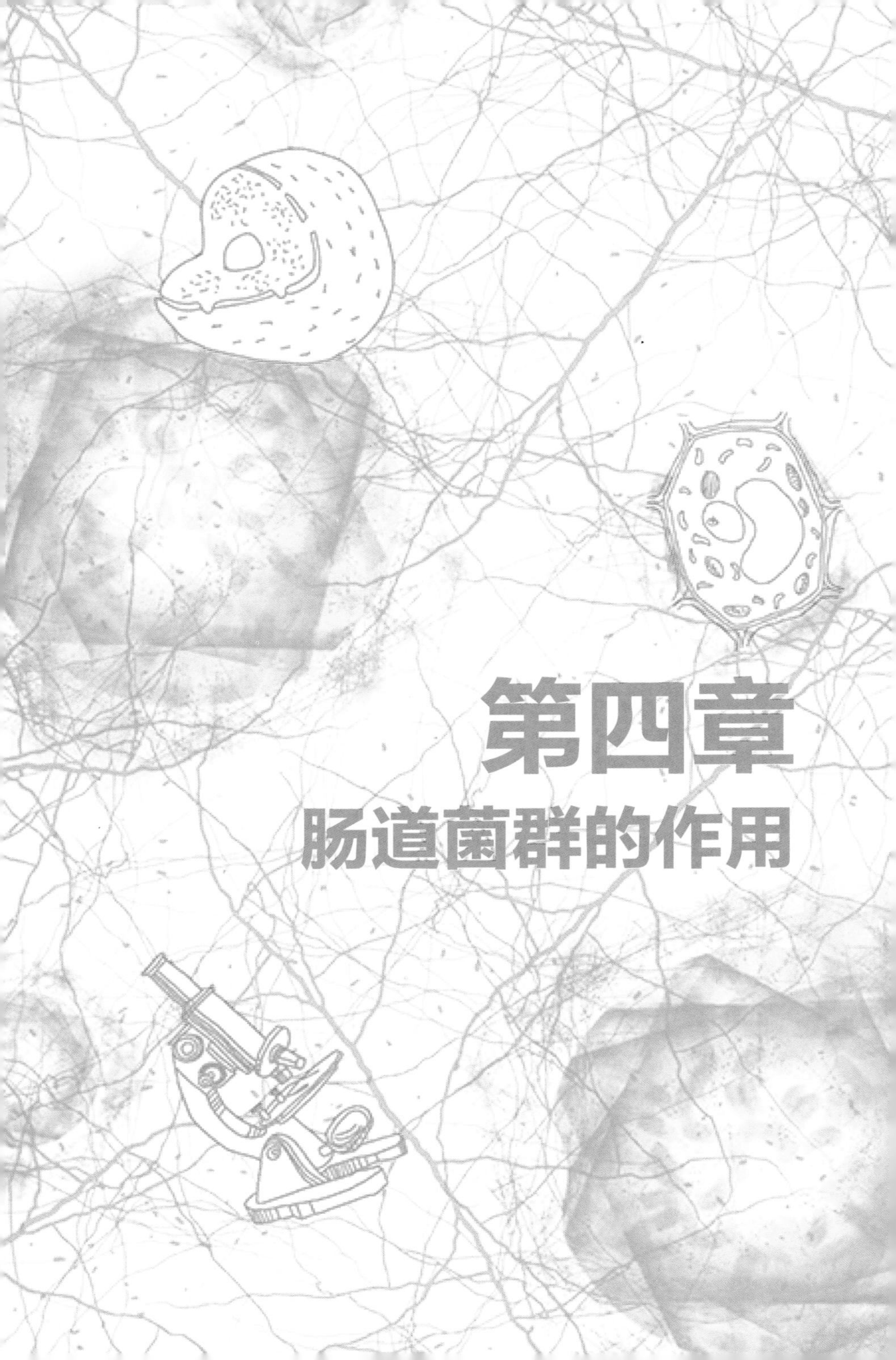

第四章
肠道菌群的作用

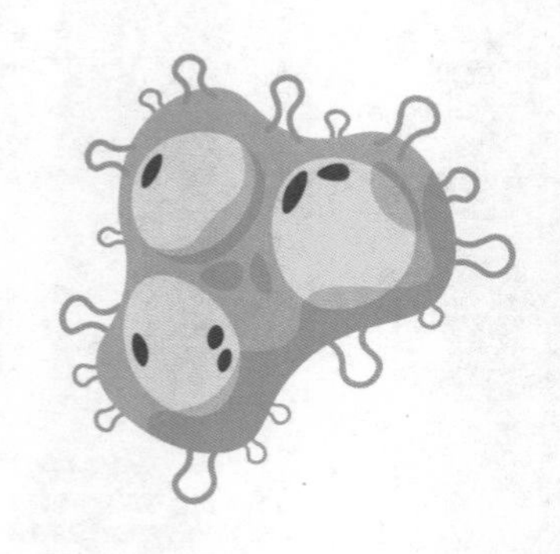

转化大法：你不知道的微生物代谢

人的肠道中，每时每刻都在发生着复杂的新陈代谢活动，里面活跃着的微生物构成了一个有活力的微生态世界。虽然科学家对这个微生态系统里的不少微生物进行过研究，但是大多侧重于对单个微生物的研究，对它们整体的代谢活动和代谢潜力还没来得及进行充分探索。

面对复杂的微生物世界，科学家是如何研究微生物的呢？实际上，科学家从两个方面着手：首先，调查微生物的身份，从基因组水平上看这些微生物都有什么功能基因，就能知道它们具备哪些功能了；其次，检测微生物的产物，可以看微生物都产生了什么代谢产物，通过检测产物就能推测它们做了哪些活动。

针对这两个方面的研究，科学家已经发明了专门的技术，叫作宏基因组测序（元基因组测序）技术和代谢组学分析技术，它们能够评估肠道菌群到底是如何工作的。

通过宏基因组测序技术可以知道肠道中的所有微生物都是谁，都能做什么。根据基因组信息，不仅能知道微生物的身份，还能知道微生物的功能和潜力。通过代谢组学分析技术则可以直接分析肠道微生物的代谢产物，可以知道它们都做过什么。

你可能想象不到，通过这些技术，科学家已经发现人的血液中竟然有超过36%的小分子物质实际上来自肠

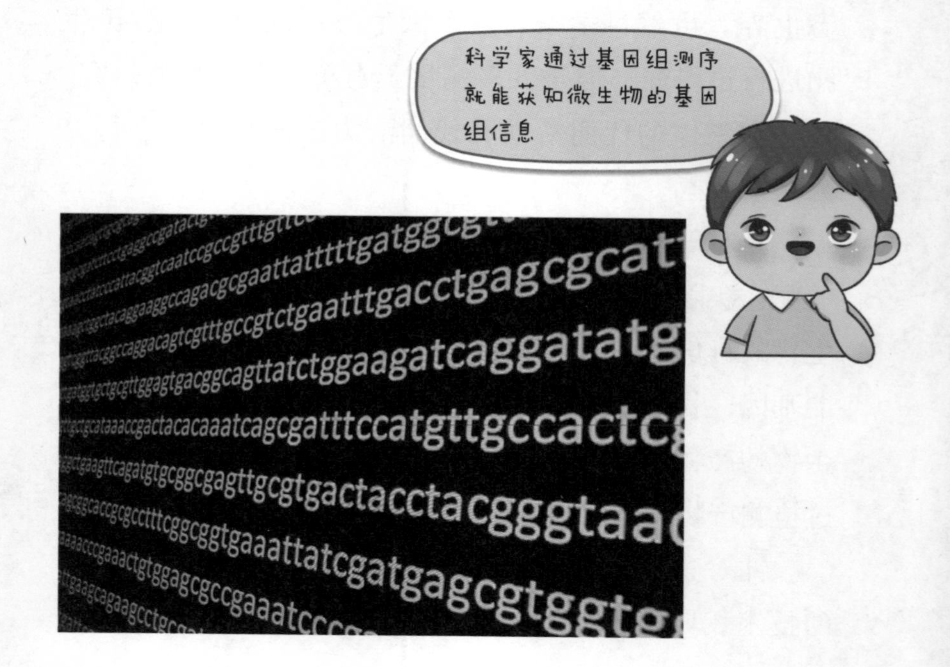

道微生物的代谢物。人体内数量庞大的微生物产生的代谢物通过血液循环，几乎可以到达人体的每个角落，甚至还能透过防守最严的血脑屏障，直达大脑。

通过调节肠道菌群改善人体健康，识别微生物是一方面，更重要的是要有针对性地调整菌群组成，调节这些菌的代谢产物，毕竟每个人的菌群是有差异的。俗话说“知己知彼，百战不殆”，我们需要了解肠道菌群究竟参与哪些物质的代谢，产生哪些化合物，又会对健康造成哪些影响。接下来，我们一一介绍。

有味的短链脂肪酸

短链脂肪酸是微生物发酵膳食纤维后产生的重要物质，这种脂肪酸的特点是容易挥发、特别“有味”，也被称为挥发性脂肪酸，包括甲酸、乙酸、丙酸、丁酸等。在大多数人的肠道中，乙酸、丙酸和丁酸的含量最丰富，三者的占比差不多是3∶1∶1。

乙酸就是醋酸，醋的酸味就是乙酸的味道。如果按三者的占比来说，乙酸最多，那人岂不成了一个行走的“醋坛子”了？其实，不用担心。因为由微生物产生的短链脂肪酸，95%以上最终都被人体吸收掉了，这些短链脂肪酸可以用于胆碱、脂质、蛋白质生物合成的前体等，或作为能量被消耗掉。

在这些短链脂肪酸中，丁酸被研究得最多。丁酸可以作为肠道上皮细胞的直接能量来源，为细胞提供动力。人体大多数细胞需要的能量是葡萄糖，肠道细胞比较特殊，它们需要丁酸。

丁酸除了为肠道细胞提供能量，还可以让肠道细胞分泌具有消炎作用的免疫细胞因子，增加免疫细胞数量，发挥抗炎作用。如果长期缺乏丁酸，肠道细胞缺了能量，很多细胞就会死亡，免疫力自然也会受影响。

短链脂肪酸还可以提高免疫细胞产生抗体的能力。抗体的产生也需要能量，丁酸能为这类免疫细胞提供能量，为抗体的产生提供必备原料。另外，短链脂肪酸还可以作为能量和信号去影响人体的生理活动，比如抑制组蛋白去乙酰化酶、激活G蛋白偶联受体等。

短链脂肪酸的作用有很多，对代谢、肠道免疫、癌症、哮喘、神经系统等都有影响。需要注意的是，在特定情况下，太多的短链脂肪酸反而有损健康。研究人员在一项研究中发现，小鼠吃了太多膳食纤维后，肠道中的丁酸盐含量明显增加，而丁酸盐过多不是好事，它们会促进致病性大肠杆菌定植，增加感染风险。

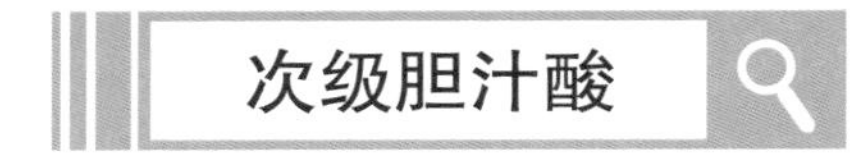

次级胆汁酸

胆汁的主要成分——胆汁酸，最初是在肝脏中生成的，也叫初级胆汁酸。胆汁酸的作用是消化脂肪，当胆汁酸进入大肠后，就会被那里的肠道菌群降解为次级胆汁酸，次级胆汁酸具有提高免疫系统活力、减少炎症、抑制病原菌等多种作用。

能分解胆汁酸的菌有很多种，所以次级胆汁酸并不是一种物质，而是一类物质，其种类可以达到数百种，其中最常见的是石胆酸和脱氧胆酸。

对胆汁酸的分解是需要菌群配合的，这些细菌可以单独代谢或相互合作共同代谢。2019年，有研究对693个人的肠道菌群进行了比较基因组分析，结果发现，这些人的肠道菌群中的每种菌能产生的次级胆汁酸种类有限，最多6种。有意思的是，只要让其中两种菌配对，即把两种菌放在一起培养，就可以产生12种次级胆汁酸。

这就说明，肠道菌群互作配合的结果可以达到1+1>2的效果。菌和菌之间形成了代谢网，一个菌代谢后的产物可以被另一个菌接着代谢为其他物质，这样就增加了代谢产物的种类。

由于次级胆汁酸的作用很多，每个人的肠道菌群组成不同，这就导致不同健康个体之间的肠道菌群分解和转化初级胆汁酸的能力差异很大。研究发现，炎症性肠病（IBD）患儿的肠道菌群中的胆汁酸代谢能力明显比健康儿童低。溃疡性结肠炎和克罗恩病患者中，瘤胃球菌科减少会阻碍次级胆汁酸产生，让肠道中的次级胆汁酸存量近乎零，从而导致结肠和小肠炎症。如果给患者补充石胆酸和脱氧胆酸，就可以减少炎性，甚至改善结肠炎的症状，如体重减轻等结肠病理征象。

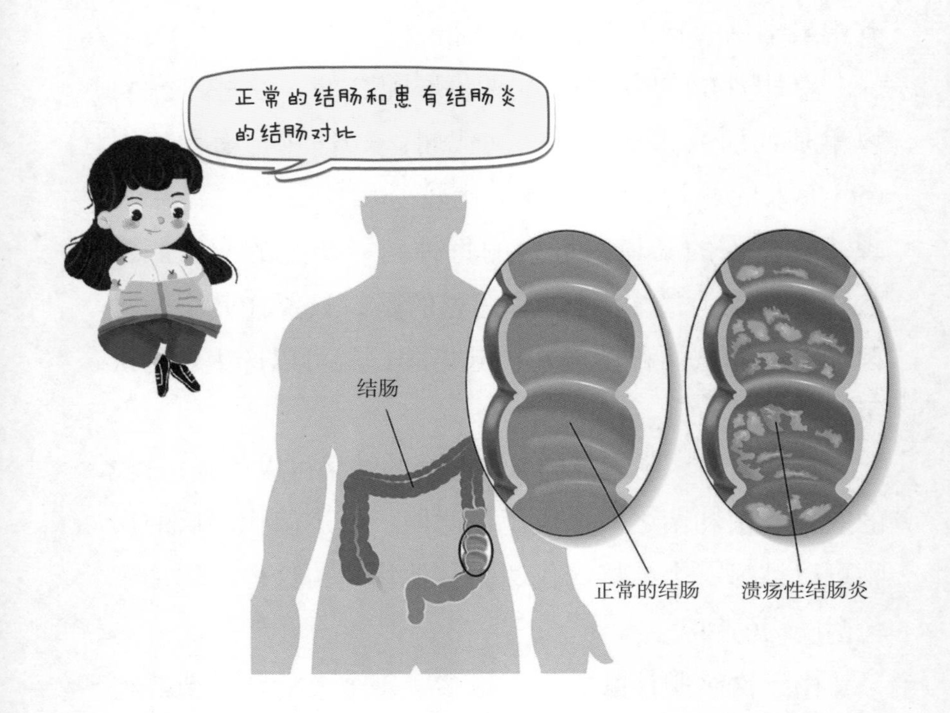

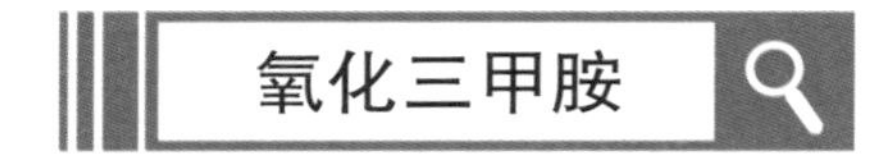

氧化三甲胺

肠道菌群在动脉粥样硬化和心肌梗死等常见心脑血管疾病中发挥了关键作用，其关键物质就是氧化三甲胺。这可不是一种好东西。有研究发现，血液中的氧化三甲胺含量高的人，五年内患心血管病的风险更高。

原本，研究人员认为心脑血管疾病的发病跟过多的胆固醇有关，血里过多的胆固醇和脂肪导致了动脉粥样硬化。不过，近年来的研究显示，除胆固醇外，氧化三甲胺也能导致硬化，也会导致斑块发展。

那氧化三甲胺是怎么来的呢？简单来说，它们最初来自食物。我们吃下的豆制品、奶制品、红肉、鸡蛋等食物中的胆碱被肠道菌群转化为一种叫作三甲胺的物质，然后，三甲胺通过血液循环到肝脏，在这里被组装上一个氧原子，就成了氧化三甲胺。

肠道中与氧化三甲胺关系密切的菌有很多，主要包括普雷沃氏菌属、光岗菌属、梭杆菌属、脱硫弧菌属、瘤胃球菌科、毛螺菌科等13种细菌，甚至古细菌史密斯甲烷杆菌也和它“纠缠不清”。

不过，氧化三甲胺与心血管疾病的关系还没有完全确定。因为，有一部分心血管病患者体内的氧化三甲胺水平并不高，并且，食物本身也含有氧化三甲胺，比如人类一直认为有益于心血管健康的鱼、海鲜等食物中都有一定含量的氧化三甲胺。

氧化三甲胺的作用机制也还需要继续深入研究，因为它在血液和肠道中的作用不同。研究人员发现，给维持高脂饮食的小鼠规律性地注入氧化三甲胺，会损坏它们的葡萄糖耐受性，但是如果皮下注射氧化三甲胺却可以改善它们的葡萄糖动态平衡和胰岛素分泌。

我们经常吃的奶制品和
鸡蛋中的胆碱被肠道菌
群转化成三甲胺

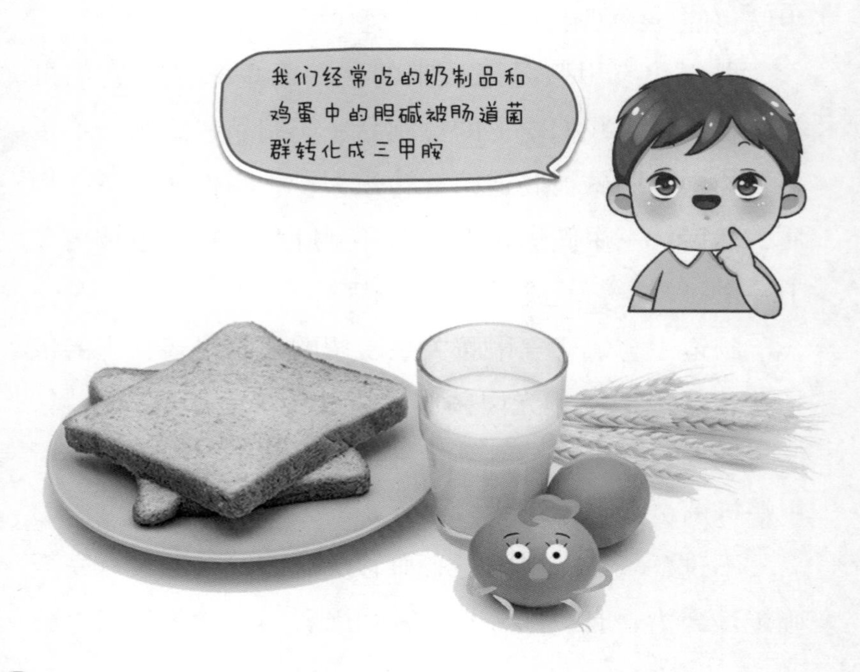

生物胺

生物胺是一类具有生物活性的、含氮的低分子量有机化合物的总称，是人体内的正常活性成分，在细胞中具有重要的生理功能。但是，当人体中的生物胺过量时，尤其是同时摄入多种生物胺时，会引起头痛、恶心、心悸、高血压、呼吸紊乱等过敏反应，严重的还会危及生命。

根据结构组成，生物胺可以分为三类：

第一类是脂肪族生物胺，它是活性细胞必不可少的组成部分，具有调节核酸与蛋白质合成及生物膜稳定性的作用，包括腐胺、尸胺、精胺、亚精胺等。

第二类是芳香族生物胺，根据组成成分可以分为单胺和多胺。单胺主要包括酪胺、组胺、腐胺、尸胺、苯乙胺、色胺等，这些单胺类化合物对血管和肌肉有明显的舒张和收缩作用，对精神活动和大脑皮层有重要的调节作用；而多胺主要包括精胺和亚精胺，在生长过程中能促进DNA、RNA和蛋白质合成，加速生长发育。

第三类是神经递质类生物胺，分为儿茶酚胺类（包括多巴胺、去甲肾上腺素、肾上腺素）和吲哚胺类（如5–HT）以及咪唑胺类（如组胺）。这些生物胺及其受体是多数精神类药物的靶点。

人体中发现的生物胺，有内源、饮食和微生物三种来源。其中，由微生物产生的生物胺发挥了重要的调节作用，比如微生物产生的酪胺被认为是引起高血压的原因之一。另外，肠道中的厚壁菌门占比超过50%时，可能会导致精氨酸缺乏症。肠道菌群代谢产生的一种生物胺——示踪氨（TA）可以作为神经调节因子发挥作用。

此外，具有明显神经调节作用的神经递质在肠道中含量非常高，有大约95%的5–羟色胺来自肠道，有50%的多巴胺也来自肠道，这两类神经递质都具有调节情绪的作用，并且它们的产生也受肠道菌群的调节。

所以，想要拥有快乐的情绪，我们就要健康饮食，保持肠道正常“工作”，让菌产生合适的生物胺。

多酚类

多酚类物质大家应该比较熟悉，葡萄籽的苦涩味大多是由它们引起的，在很多水果和蔬菜中含量很高。多酚类物质是结构中有多个酚羟基的化学物质的总称，按照结构分为黄酮类和酚类两大类。多酚类是天然存在的大分子物质，包括儿茶素、绿原酸、异黄酮、花青素、姜黄素、槲皮素、白藜芦醇等。

每当提到多酚类时，一般都会提到它们优越的抗氧化能力，“养生蔬果”中具有抗氧化作用的物质通常指的是它们。人类大部分膳食中的多酚类物质在小肠中是不易被吸收的，超过90%的多酚类物质在结肠供微生物转化利用，为人体健康发挥有益作用。

虽然多酚类物质难吃，但是在肠道可以促进双歧杆菌、乳酸杆菌、阿克曼菌等有益菌增殖，抑制普雷沃氏菌、拟杆菌、梭菌等有害细菌生长，并增加短链脂肪酸含量。也有研究把多酚类看作一种专门促进有益菌增加的益生元。

肠道菌群产生的酶，通过去糖基化、脱羟基化、去甲基化、减少碳碳双键等方式把多酚类降解掉，一些降解产物对人体健康有很好的促进作用。

黑莓富含多酚类和维生素，
具有抗氧化的作用

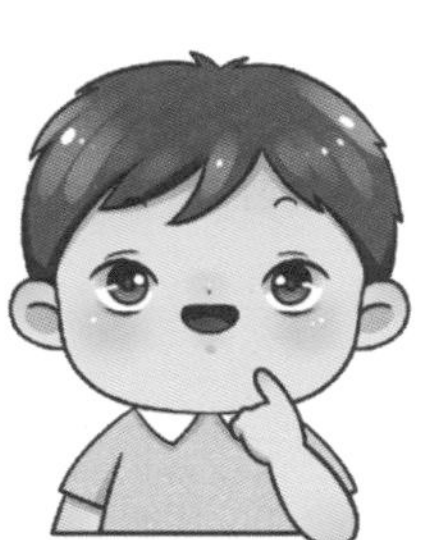

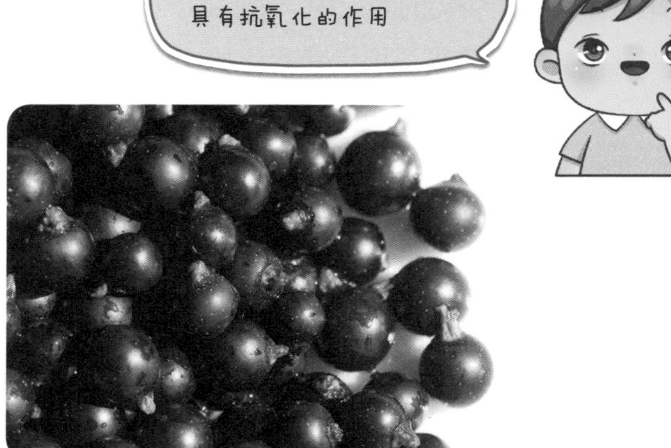

吲哚类

肠道菌群可以把肉、鱼、蛋、奶酪、豆类、坚果等富含色氨酸的食物分解，并产生吲哚类物质，如吲哚、吲哚乙酸、甲基吲哚等，其中，吲哚丙酸可以降低肠道通透性，对维持黏膜稳态有重要作用。

2018年的一项研究显示，肠道菌群分解色氨酸产生的吲哚类代谢物可能作用于大脑奖赏系统，影响食物上瘾和人体肥胖。这些物质的增多会增强肥胖者大脑中杏仁核、伏隔核、前脑岛等跟上瘾有关的区域的功能和连接。其中，吲哚和甲基吲哚的含量分别与BMI指数和食物上瘾评分成正相关，也就是说，人体中的这些物质越多，人就越想吃东西，也长得越胖。

除此之外，在结肠炎的治疗中，吲哚丙酸也发挥作用。有动物实验显示，给接受了抗生素治疗的小鼠移植能产生吲哚丙酸的肠道共生细菌——梭状芽孢杆菌后，这种菌就可以让血浆中的吲哚丙酸明显增多，并减轻结肠炎症状。

肠道菌群参与的代谢反应非常多样，不仅参与代谢人类吃下去的食物，还参与代谢人类吃下去的药物，既可以给人体提供营养物质，如B族维生素、K族维生素、短链脂肪酸、不饱和脂肪酸等，还可以产生具有调节作用的活性物质，如神经递质、激素、调控因子等。

药效好不好，肠道菌群说了算

为什么同样的药物在不同人身上的药效会有差异，甚至会产生严重的副作用呢？这可能是因为肠道菌群参与了药物的代谢过程。

在20世纪，科学家已经搞清楚了不同药物在临床中的作用机制。但对于同样的药物会对不同的人产生不同效果的问题，科学家始终没有达成共识。直到近几年，随着对人体微生物组学的研究深入，科学家对药物和药效机制有了更进一步的认识，那就是多种细菌、基因、酶等都参与了药物代谢过程。

微生物参与的药物代谢过程

2019年，耶鲁大学的研究人员从肠道微生物中选出了76种代表菌株，并系统性地研究了它们和271种临床常见药物的相互作用。结果发现，在这271种药物中，有

176种药物可以至少被一种细菌代谢，而每种细菌可以代谢的药物数量达到11—95种。更厉害的是，细菌产生的30种药物代谢酶，能将其中20种药物转化为59种其他代谢物。

例如，治疗风湿类疾病时常用到的皮质固醇类药物——地塞米松，可以被一种梭状芽孢杆菌代谢掉，导致药效降低。当研究人员分别给无菌小鼠和肠道中有梭状芽孢杆菌的小鼠口服地塞米松后，尽管两组小鼠的肠道中都有这种药物，但只有梭状芽孢杆菌定植过的小鼠才能代谢这种药物，表现为肠道中的地塞米松含量下降，与该药相关的雄性激素代谢物含量显著上升。

又如，2020年5月，香港中文大学的研究人员发现，人们常用的口服药阿司匹林同样也会被肠道菌群“吃掉”。肠道菌群可以直接降低血液中阿司匹林的浓度，导致药效降低甚至消失。

有趣的是，如果通过静脉注射阿司匹林这种药，那么阿司匹林的药效就不会受到太多的影响，这证明悄悄“吃掉”阿司匹林的正是肠道菌群。经过详细分析，研究人员终于找到了“吃掉”阿司匹林的“元凶”，就是肠道中的一种球形芽孢杆菌。

这两项研究都说明，人体能不能代谢某种药物跟肠道菌群有着莫大联系。在某些个体中，有70%的药物都可能受微生物代谢的影响，而由肠道微生物产生的、能进入血液循环系统的、对身体产生毒性的代谢物更是可以占到20%—80%。

其实，并不只是肠道中的菌群对药物的药效会有影响，可能身体任何地方的菌群都会对药物的药效产生影响。

免疫抑制剂他克莫司是人体接受异体器官移植后的常用药，可以降低身体对移植器官的异体排斥。对接受器官移植的人来说，自然是排斥反应越小越好，那怎样才能让药物发挥更好的效果，让患者少受点罪呢？其实，这种需求可以由肠道菌群解决。

原来，肠道中的普拉梭菌会“吃掉”他克莫司，导致其药效下降。研究发现，普拉梭菌越多，他克莫司的药效越差。这是因为，普拉梭菌和其他肠道厚壁菌门能将他克莫司代谢为一种细菌特有的非活性代谢物，身体内携带普拉梭菌的患者往往需要更大剂量的药物来降低排斥反应。如果把这些“偷吃”药物的普拉梭菌给清除或抑制住，那他克莫司的药效自然就提高了。

除了肠道里的微生物可以影响药效，其他部位的微生物也可以影响药效。替诺福韦是一种治疗慢性乙肝及艾滋病的抗逆转录病毒药物。防治艾滋病毒时，替诺福韦的药效最终会受阴道菌群影响。

如果阴道菌群以乳酸杆菌而不是阴道加德纳菌为主，那么替诺福韦的药效会更高，可以让艾滋病发病率降低61%；如果后者占优势，仅能让艾滋病发病率降低18%。这是因为阴道加德纳菌和其他厌氧菌可以在替诺福韦被人体吸收前将其代谢分解掉，导致药效降低。

被肠道菌群影响的抗癌药

有研究发现，在癌症的治疗过程中，肠道菌群也发挥着举足轻重的作用。

治疗癌症的药物到底有没有效果，会受肠道菌群影响。以治疗结直肠癌的三大“一线药物”之一的伊立替康（开普拓）为例，在正常情况下，这种药会通过注射的方式进入患者体内，然后在肝脏中被“改装”成毒性形式，达到杀死癌细胞的目的。

但碰巧的是，肠道中有一类特殊细菌恰好也能“消化”这种药，于是本来应该在肝脏中被改造激活的药物，一部分溜进了肠道，被细菌给改造激活了，成了危害肠道健康的毒药。接受过伊立替康注射治疗的患者中，有大约40%的人会出现严重腹泻，甚至死亡。

这样一来，医生在治疗癌症时就会陷入两难的境地。一方面，伊立替康是治疗癌症的重要药物，可替代的药物不多，不用不行；另一方面，考虑到用药产生的各种不良反应，如腹泻、呕吐、脱发、发烧等，会让患者病上加痛，饱受双重折磨，又不敢用。

有没有什么办法能让肠道菌群不再代谢这种药物，或者降低药物代谢的毒性呢？经过数年探索，科学家终于找到了解决方案。

肠道细菌含有一种β–葡萄糖醛酸苷酶，正是这种酶活化了排泄至肠道的伊立替康，也就是说，肠道中那些含有这类酶的细菌是产生药物代谢毒性的“罪魁祸首”。这些对抗癌药物转换率高的菌，增加了伊立替康引起不良反应的风险。目前，科学家已经锁定了这类细菌，它们是柔嫩梭菌、拟杆菌属以及一些未培养的梭菌属等，上述抗癌药的副作用就是由这些菌引起的。

既然找到了原因，那相应的干预方案是不是也找到了呢？只要降低肠道中的β–葡萄糖醛酸糖苷酶含量，或者减少产生这种酶的微生物，就有可能减少药物副作用。于是，针对一种大肠杆菌β–葡萄糖醛酸糖苷酶的药物被筛选了出来，科学家发现，这种药物能有效降低伊立替康的毒性。

患者体内的β–葡萄糖醛酸糖苷酶含量越高，那么伊立替康在患者体内产生的毒性会越大。明显降低体内

β–葡萄糖醛酸糖苷酶的含量后，药物的毒性自然会随之下降。

针对肠道菌群改善药效

如果能在癌症治疗前，先对患者进行微生物组检测，了解了微生物组成，是不是就可以预测患者会对哪种药物产生不良反应呢？是不是还可以预测患者接受治疗后是否会产生副作用，以及副作用是否严重呢？

2019年，来自香港中文大学的黄曦、于君团队确定了结直肠癌患者身体中最常见的7种菌，如脆弱拟杆菌、具核梭杆菌等。其中，通过检测癌症组织中的具核梭杆菌数量，就能准确预测患者在治疗后的生存情况。一般来说，患者体内的具核梭杆菌越少，患者活得就越久。

知道是什么菌捣乱，那是否可以针对这些有问题的肠道菌群，让患者服用一些特定物质把这种肠道菌或其产生的酶类给杀死或抑制住呢？毫无疑问，这是个好主意，理论也上行得通，不过，这种物质不容易找到。

近年来的一些证据显示，益生元很有潜力。简单来说，益生元就是益生菌的“食物”。本书在前面的介绍中提到过，肠道菌群会通过“吃掉”抗癌药维持自身生长，如果现在有更对肠道菌群胃口的益生元出现，那肠道细菌有没有可能就不会再“吃药”了呢？有科学家在做这种尝试了。

前面提到的药物都是化疗药物，还有一种被称作免疫检查点抑制剂的免疫治疗药物也受肠道菌群影响。

在癌症发生之初，免疫系统会第一时间感应到癌细胞的存在，并派出免疫细胞去消灭癌细胞。但有些癌细胞非常聪明，它们同样也能利用这种机制制造一些“假消息”，骗过免疫细胞，侥幸存活下来。而免疫检查点抑制剂是能“拆穿”癌细胞伪装的药物，它能联合CTLA–4和PD–1等细胞表面分子，让癌细胞无所遁形。这样一来，免疫系统就又能精确、高效地消灭癌细胞了。

但遗憾的是，只有20%—40%的患者对免疫检查点抑制剂的治疗有反应。为什么会这样呢？有研究发现，癌症治疗效果好不好，取决于肠道菌群对免疫系统的激活程度。其中，有几种菌跟癌症免疫抑制剂疗效的相关性最强，如嗜黏膜阿克曼菌、长双歧杆菌、普拉梭杆菌等多种细菌有助于增强抗癌症药物的疗效。也就是说，有了这些菌，免疫治疗药物的效果才会好，反之，药效会不好。

遗憾的是，肠道菌群与免疫治疗药物相互作用的确切机制目前还不明确，但一个被广泛接受的假设是，肠道菌群影响了免疫系统，改变了身体对肿瘤的反应，而这些微生物可能存在于胃肠道中，也可能存在于癌变组织中。它们既可能增强药效，也可能降低药效。

既然肠道菌群跟药效关系密切，那么能不能利用微生物来改善药物代谢、辅助疾病治疗呢？经过科学家的研究，目前已经有三类针对肠道菌群的精准治疗策略。

第一类是直接抑制肠道细菌产生的酶。要想抑制细菌的代谢活动，最直接的方式就是针对它们开发酶抑制剂，比如前面我们提到的针对药物伊立替康的关键酶“β–葡萄糖醛酸糖苷酶”，只要找到抑制这种酶的抑制剂就可以了。但这种方法也有明显的缺点，因为每一种新的抑制剂都需要单独开发，既耗时又费钱，并且还只能作为辅助用药。

第二类是有选择地清除坏菌。我们也可以利用细菌的“天敌”噬菌体来选择性筛除坏菌，清除那些能把药物转化为有毒代谢物的菌。噬菌体是一类以细菌为食的病毒，并且特别专一，只要找到了坏菌，就可以用专一性的噬菌体来消灭它们。

第三类是引入特殊工程菌株。工程菌株就是被人工改造过的细菌。有人尝试将工程菌株作为活菌引入宿主体内，可以简单理解为向人体投放“特种兵”。这种方法已经在多种疾病治疗中使用过。

苯丙酮尿症是一种遗传缺陷疾病，目前尚无法治愈。由于患者的苯丙氨酸代谢能力不足，经年累月，可能会由于苯丙氨酸积累导致严重智力障碍。科学家按照工程菌株的思路，改造了一种益生菌——大肠杆菌Nissle1917，构建了一种名为SYNB1618的工程菌株，让这个菌株可以产生代谢苯丙氨酸的酶，通过口服就可以将血液中的苯丙氨酸水平降低约38%。此外，高氨血症，即血液中氨水平升高，甚至癌症等，也都可以用类似方法治疗。

不过，这种方法也有局限性。人为设计的工程菌株要想长期在人体定植，势必要和人体中的固有细菌竞争资源和空间。这也意味着，微生物干预能否有效改善药效，效果是否长久，还很难有定论。

肠－肺轴：肠道菌群和肺脏菌群沟通的桥梁

在过去的几十年里，肺部一直被人们认为是无菌的。更确切地说，只有当你的肺部患上囊性纤维化、肺气肿、支气管扩张或肺炎等肺部疾病后，才会出现细菌。

但是，现在越来越多的证据表明，这种说法并不准确。实际上，我们的肺部也有菌群存在，只是相对于肠道、口腔等部位要少得多。

研究发现，在出生24小时内的婴儿的气管吸出物中可以检测到细菌，而出生7周之内的婴儿肺部菌群已经接近成年人的菌群水平了。一个健康人的肺部，每克组织中含有的细菌能达到1000到10万个，通常大肠的每克组织中含有1011—1012个细菌。

肺里的细菌主要是普雷沃菌属、链球菌属、韦荣氏球菌属、梭杆菌属和嗜血杆菌。

肺部菌群是以“移民”方式进入肺的——每当我们睡觉时，口腔和咽部肌肉的“看守”功能就会下降，原本住在上呼吸道的菌便会悄悄地把家搬到肺部。同时，当肺部发现了“偷渡”菌后，也会想方设法地把它们清理出去，如利用肺泡里的巨噬细胞清除

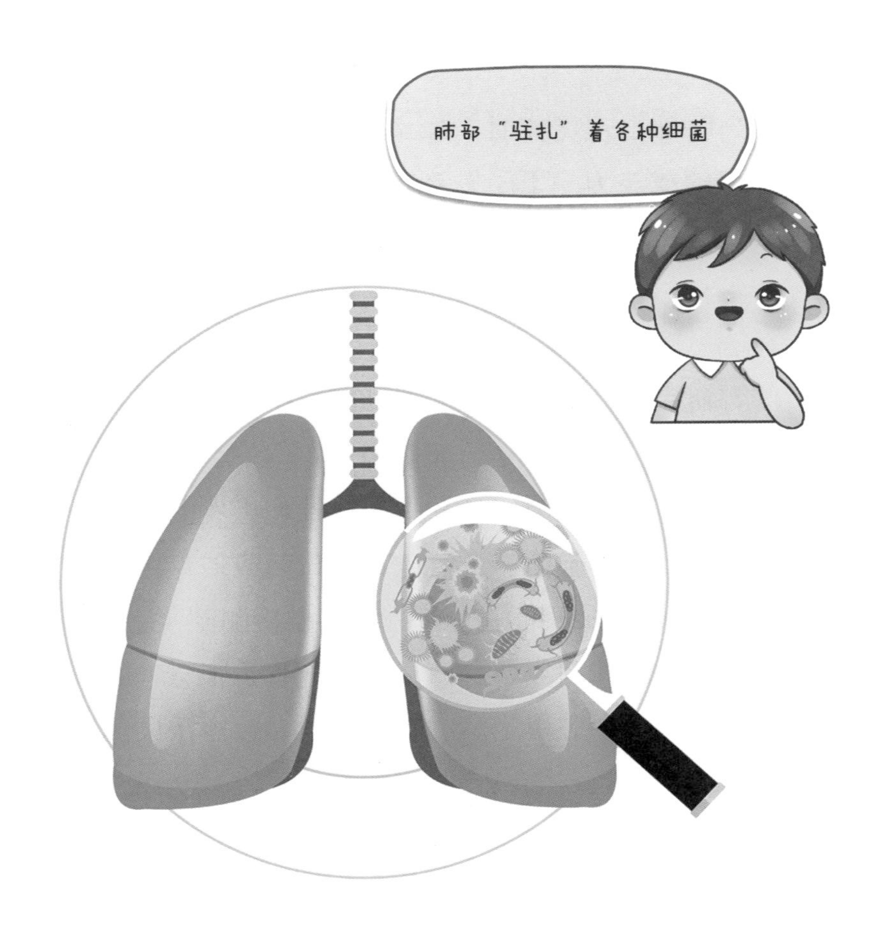

或通过黏液黏附、纤毛转运等。

这样一来一往间，便形成了一种微妙的动态平衡，这也是肺部健康的基础。而一旦这种平衡被打破，肺部便会出现疾病。

肺部菌群和肺部疾病

当肺部出现炎症时，原本是“王者段位”的肺部，其守卫的战斗力一下子跌到“青铜段位”，变得不堪一击。此时，一些原本只在肺部短暂停留的微生物能在此停留更长的时间，有的甚至成了常住民，干扰肺部的正常功能，进一步加剧或改变病情。

有研究发现，在患有囊性纤维化、特发性肺纤维化或支气管扩张等常见肺部疾病患者的下气道中，常能检测到几类特定细菌，如在囊性纤维化患者的肺部经常检测到铜绿假单胞菌、金黄色葡萄球菌或伯克霍尔德氏菌；在特发性肺纤维化患者的肺部能检测到嗜血杆菌、韦荣球菌、链球菌或奈瑟菌；在支气管扩张患者的肺部可以检测到铜绿假单胞菌、韦荣球菌、普雷沃氏菌或嗜血杆菌。

慢性阻塞性肺病（COPD）是最常见的肺部慢性病之一，患有这种病的患者的呼吸道菌群会随着病情进展而改变。一般来说，慢性阻塞性肺病患者病情加重期间，其痰液中有更多的嗜血杆菌、假单胞菌和莫拉氏菌。

类似的情况，在哮喘病患者身上也能观察到。有研究表明，哮喘病患者的支气管中存在更多的变形杆菌，尤其是嗜血杆菌，而拟杆菌门特别是普雷沃氏菌

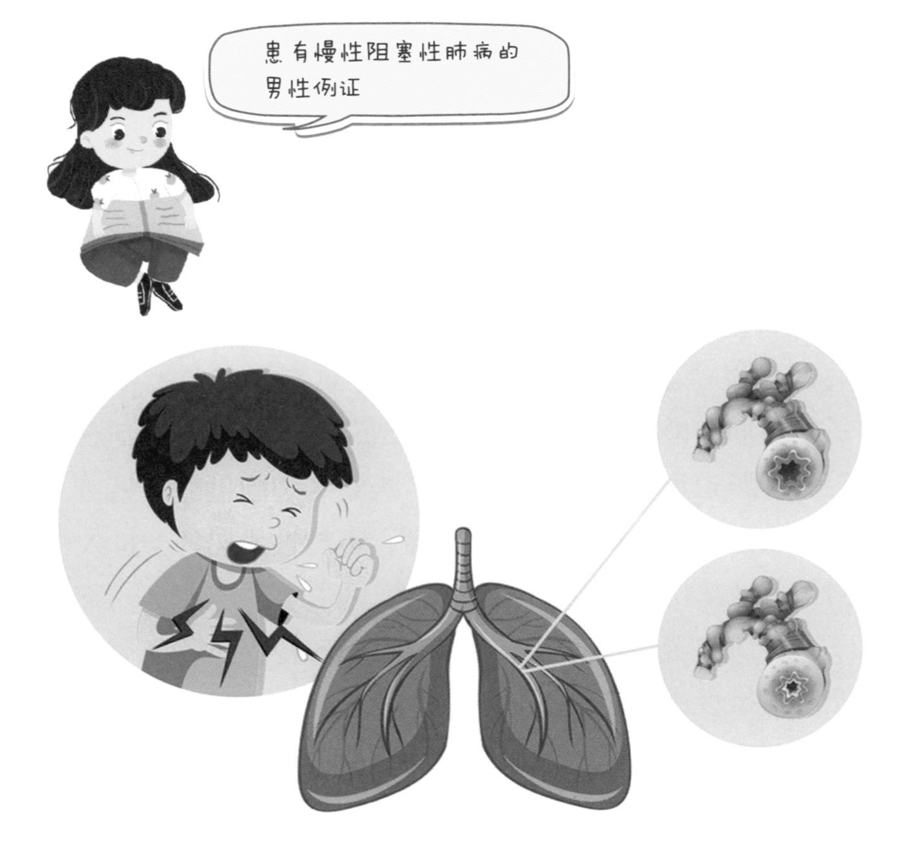

的种类则大幅减少，并且菌群的这一变化与哮喘严重程度有关。

肠道菌群和肺部菌群的“双向遥控”

除了上呼吸道的菌群，数量庞大的肠道菌群也在不知不觉中影响着肺部菌群。如果我们把人体各部位的微生物比作一条条河流，那么肠道菌群就好比是长江，肺部菌群就好比是一条小溪。肺部菌群虽比肠道菌群规模小得多，但“水系”是相通的——肠道微生物产生的代谢物经循环运输联通到肺脏。

肠道和肺脏之间的这种联系又被称作肠–肺轴，比如，盲肠和结肠中的微生物在代谢饮食中的膳食纤维后，可以产生丁酸、丙酸、乙酸等具有促进免疫作用的短链脂肪酸。随后，这些化学成分一部分被释放到肠腔，在肠道形成局部免疫反应，为结肠细胞供能，另一部分则进入门静脉，被肝脏代谢，不能被代谢的会进入身体其他部位，继续影响人体免疫。

有研究者通过直接给小鼠口服丙酸盐，让小鼠免于产生过敏性气道炎症。这就意味着，我们日常所吃的食物会改变肠道菌群，进而影响肺部菌群和功能，而多吃蔬菜等富含膳食纤维的食物，可以让血液中的短链脂肪酸水平升高，进而减轻气道的过度炎症反应，舒缓肺部病情。

因为有肠–肺轴的存在，免疫细胞能通过血液循环系统从肠道直接转移到呼吸道中。这种转移可以从某程度上强化免疫系统。如果没有肠道菌群，我们的先天免疫系统和适应性免疫系统就会因肠道菌群缺席而受损，肺部也更容易被感染。有数据显示，高达50%的炎症性肠病患者都存在肺功能下降的情况。

这些都是肠道菌群对肺部的影响。反过来，肺部疾病同样也会影响肠道菌群。2014年，一项研究表明，流感病毒感染可能导致肠道菌群改变，引起乳杆菌属、乳球菌属等有益菌减少，而肠杆菌科增多。这一发现也解释了为什么流感患者大多伴有腹泻等肠胃炎症状。

肺部疾病与肠道菌群干预

由于对肺部菌群的深入了解，我们有机会找到影响肺部菌群健康的关键窗口期——婴儿出生的最初几天。在这个窗口期，母亲的阴道微生物和皮肤微生物会优先在婴儿体内定植。

而4个月大的婴儿体内的菌主要来源于母亲的肠道菌群。由于这一时期婴儿的肠道菌群处于高度动态变化中，如果能在这一时期关注肠道菌群，及时发现问题并进行干预，或许可以在很大程度上减缓肠道菌群失调导致的多种呼吸系统疾病，甚至能避免某些肺部疾病的发生。

2017年，来自加拿大的一项调查显示，1岁前，在哮喘病发病风险高的儿童的粪便中，毛罗杆菌、韦荣氏球菌、费氏杆菌等菌的相对丰度显著降低，同时，还伴随着粪便醋酸盐减少和肠肝代谢物失调现象。

2018年，另一项研究也获得了相似结果，儿童肠道中的链球菌属和拟杆菌属丰度增加，双歧杆菌属和瘤胃球菌属等细菌减少，与儿童3月龄及5岁时哮喘病发作直接相关。

在明确了肠道菌群与肺部疾病之间的关系后，我们应该如何干预呢？你可能会想到引入微生物来干预，这的确是个不错的思路。目前，在干预肺部疾病的治疗中，最常用的是乳酸杆菌和双歧杆菌。它们都是常用益生菌，并且在治疗呼吸道病毒感染方面的作用已得到充分证实。例如，口服乳酸杆菌能保护小鼠免受因流感病毒的感染而引起肺部病变，降低死亡率；口服双歧杆菌可诱导Treg细胞调节机体免疫力，减轻哮喘小鼠的肺部病变。

除了通过口服益生菌的方式来干预肺部疾病，还可以直接经鼻或口接种益生菌的方式来干预肺部疾病。有研究发现，通过鼻腔接种卷曲乳杆菌、罗伊氏乳杆菌等，能保护小鼠不被肺炎链球菌或肺炎克雷伯菌感染，而给幼鼠鼻内注射假双棒杆菌还可以保护幼鼠不被人类呼吸道合胞病毒感染，进而不会发生继发性肺炎链球菌感染。

此外，由于肠–肺轴的存在，通过干预肠道微生态也可以改善肺脏健康，比如通过饮食干预，减缓肺部疾病。有大量研究已经证实，如果给人体补充富含膳食纤维的食物，肠道菌群就有了足够的食物，它们产生短链脂肪酸的水平就会提高，进而就能减轻气道的过度炎症反应。

科学“加油站”

克罗恩病：Crohn’s disease的音译，这是一种原因不明的肠道炎症性疾病。

炎性：细菌、病毒、抗原、抗体等产生的变态反应作用于机体的各种表现。

BMI指数：身体质量指数，简称体质指数。用体重千克数除以身高米数的平方得出的数字，是目前国际上常用的衡量人体胖瘦程度以及是否健康的一个标准。

红肉：烹饪前呈现出红色的肉，通常哺乳动物的肉都是红肉。

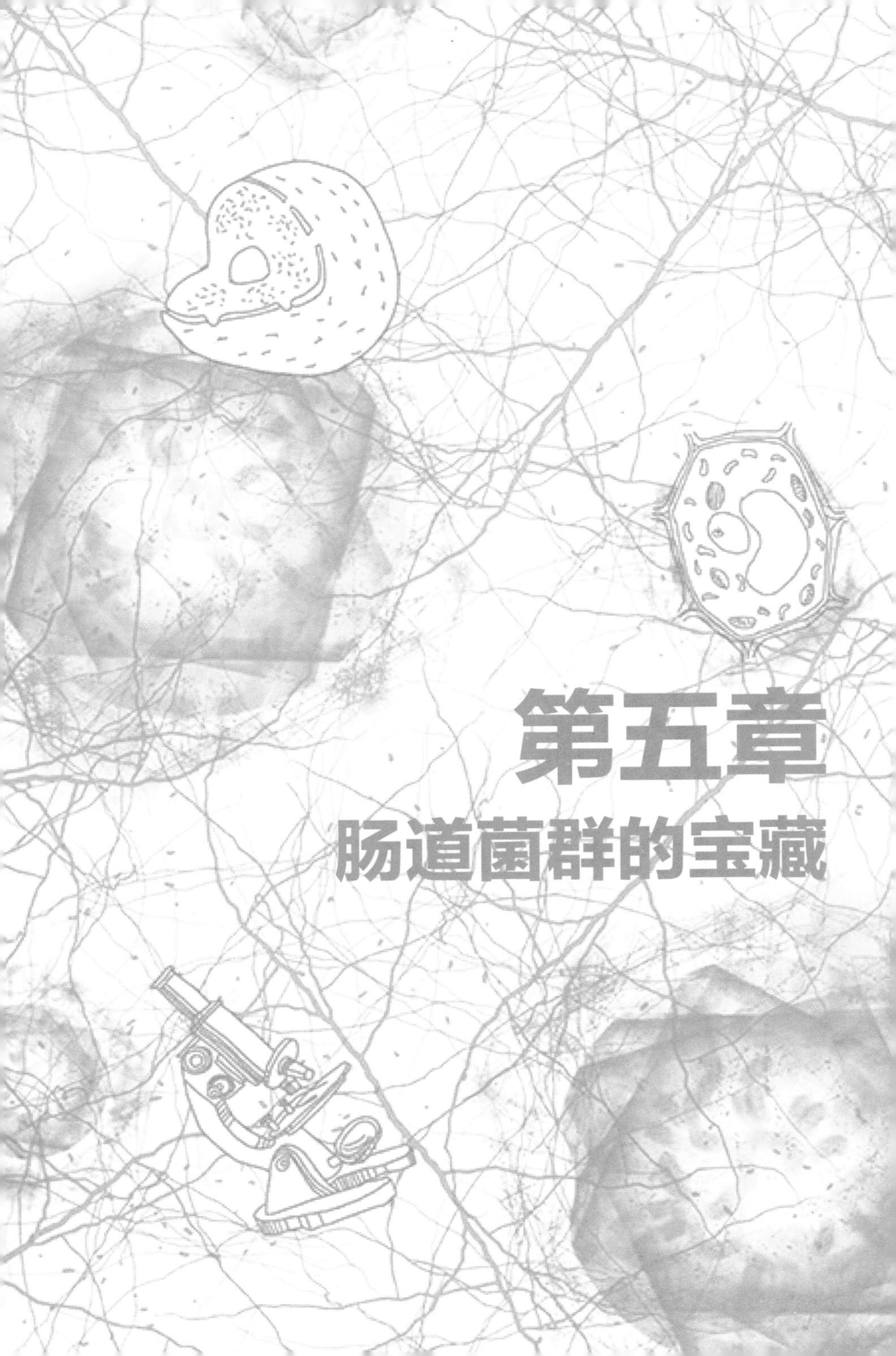

第五章 肠道菌群的宝藏

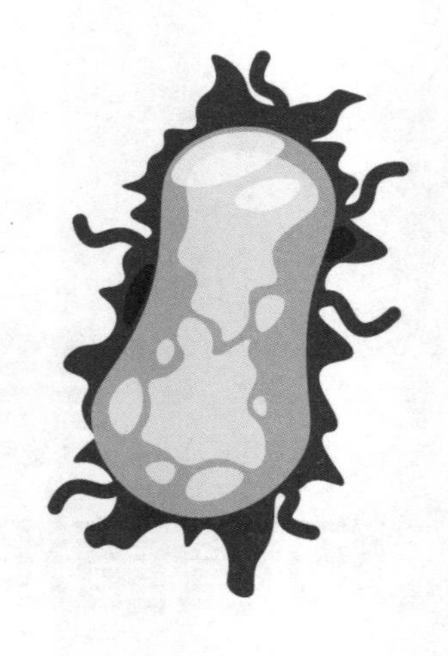

肠道里的“好菌”

近年来，“益生菌”这三个字频繁地出现在我们的生活中，例如，我们熟悉的酸奶、泡菜、纳豆、味噌等都被宣传为富含益生菌的食品。那什么是益生菌呢？益生菌就是对人体有益的微生物，也就是好菌。

关于益生菌，你只需要记住三个关键点：活的、数量足够和对健康有促进作用。首先，益生菌是活的微生物，但人类吃的时候它们不一定是活的，只要进入人体能活过来就行，所以，那些以冻干粉形式销售的益生菌也算活菌；其次，吃的数量要足够多，只有吃下去足够数量的活菌，它们才能发挥相应作用；最后，也是最主要的一点，这种活菌必须对健康有促进作用。

如今，益生菌在人类生活中的应用，早已不限于天然发酵食品了。经过上百年的研究和应用，人们可以买到的益生菌产品已经非常多了，除了酸奶，还有糖果、饮料、饼干等。还有一些益生菌被做成营养补充剂、保健食品等，以胶囊、粉剂、冲剂、滴剂等形式被销售。

随着对人体微生物组领域研究的深入，我们对益生菌的了解和应用也更深、更广了。益生菌的来源非常广泛，除了来自食品，人体各个部位也是益生菌的来源。当然，肠道菌群中也不乏非常强的、对健康有促进作用的好菌种，下面介绍几种常见的益生菌。

“名门望族”乳酸杆菌

乳酸杆菌是最早被人类认识的益生菌，也是被应用最多的益生菌。我们的饮食离不开乳酸杆菌，除了酸奶中含有乳酸杆菌，其他食品中也有。馒头是一种发酵食品，是发酵小麦面粉后做成的。用传统方法制作馒头，发面的过程是由细菌和真菌共同完成的。对细菌来说，发面过程中有乳酸杆菌的参与，乳酸杆菌能产生乳酸，让面发酸。这时就需要用到一种化学物质——碱，以中和乳酸。如果不加碱，馒头会又酸又硬。

现在，人们做馒头，直接用酵母就行，酵母菌可以产生二氧化碳，使做出的馒头松软。不过酵母里只有酵母菌，没有细菌。

酸奶也是利用乳酸杆菌发酵得来的。乳酸杆菌把牛奶中的乳糖转化成乳酸，乳酸再把酪蛋白变性，然后就形成了黏稠状的酸奶。除酸奶外，还有很多食物是由乳酸杆菌发酵而成的，比如泡菜。

在韩国，据说家家户户都会做泡菜。中国人也制作泡菜，尤其是在四川、贵州，人们经常把白菜、萝卜、豆角、洋白菜等进行发酵，做成泡菜。

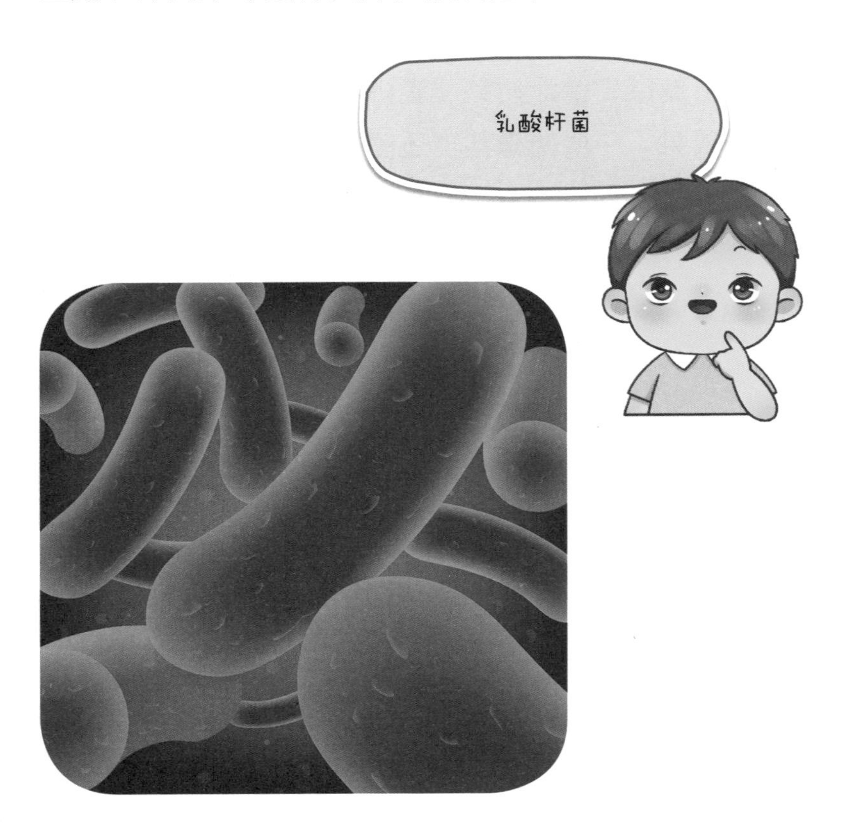

截至目前，累计发现的乳酸杆菌已经超过200种，其中，既有各种发酵食品中的“常驻嘉宾”——嗜酸乳杆菌、干酪乳杆菌、保加利亚乳杆菌等，也有近年来“声名鹊起”的鼠李糖乳杆菌。乳酸杆菌真算得上是益生菌中的“名门望族”了。

一般来说，除食品中含有乳酸杆菌外，其在人体肠道、口腔、生殖道等部位都有分布。大量研究发现，乳酸杆菌能维护肠道菌群平衡，抑制病原菌生长，对保护女性阴道健康，治疗便秘、腹泻、胃肠障碍等疾病具有很好的效果。一些菌株甚至还能影响心理和行为，比如一项动物实验发现，罗伊氏乳杆菌可以改善自闭症样小鼠的社交行为。

2015年，耶鲁与哈佛益生菌工作组达成过一个关于益生菌的共识，即归纳一些乳酸杆菌在疾病治疗方面的应用，如治疗儿童感染性腹泻可以使用鼠李糖乳杆菌、罗伊氏乳杆菌等；治疗牛奶过敏性湿疹，也可以使用鼠李糖乳杆菌。

除了使用单一的菌，也可以使用复合菌，如治疗肝性脑病，可以考虑使用一种含有多种菌的益生菌产品VSL#3，里面含有植物乳杆菌、嗜酸乳杆菌、福干酪乳杆菌等多种菌株。

“当红明星”嗜黏蛋白阿克曼氏菌

要说益生菌里的“当红明星”，那一定少不了嗜黏蛋白阿克曼氏菌。有研究表明，补充嗜黏蛋白阿克曼氏菌能有效改善肥胖、代谢性疾病、癌症、癫痫、早衰症、渐冻症、高血压、孤独症等多种疾病。

虽然我们对嗜黏蛋白阿克曼氏菌的研究已取得了丰硕的成果，但它的发现历史还十分短暂。2004年，来自荷兰瓦赫宁根大学微生物学实验室的研究者首次从人类粪便中鉴定出嗜黏蛋白阿克曼氏菌。这种细菌主要集中在人体肠道中，在健康人的肠道中，其丰度一般都大于1%，甚至可以占到人体肠道菌群的3%—5%。

按目前的研究来看，嗜黏蛋白阿克曼氏菌很特别，大多数益生菌往往都要“趁新鲜吃”，都是以活菌形式被补充进人体的，这种菌却展现出“熟了吃更好”的神奇特性。

2019年，比利时鲁汶药物研究所的科学家们做了一项随机双盲安慰剂对照试验（为了避免人的心理因素、实验过程引入的各种混杂因素对结果的影响，将跟待测试药物一样的无效果的物质作为安慰剂，随机分给受试者），他们把32名超重或肥胖的人随机分为3组，其中2个干预组中有一组人员每日口服100亿个活的嗜黏蛋白阿克曼氏菌，另一组人员则吃加热灭活的嗜黏蛋白阿克曼氏死菌，第3组作为对照组服用安慰剂，该试验持续3个月，并且在这期间，受试者都不改变饮食及运动习惯。

3个月后，结果显示，无论是吃活菌的人还是吃死菌的人，粪便中的嗜黏蛋白阿克曼氏菌都显著增加了，但肠道菌群的整体结构没有变化。那些吃了灭活细菌的人对胰岛素的敏感度有所提高，血浆总胆固醇水平降低了8.68%，低密度脂蛋白（LDL）胆固醇降低了7.53%，甘油三酯更是降低了15.71%，这意味着他们患上心血管疾病和2型糖尿病的风险降低了。

可以说，补充嗜黏蛋白阿克曼氏死菌比补充活菌的效果更显著。而且相比服用安慰剂的那组人员，补充嗜黏蛋白阿克曼氏死菌组人员的体重平均减轻了2.27千克，脂肪平均减少了1.37千克，臀围平均少了2.63厘米，腰围平均少了1.56厘米。

3个月，不改变饮食及运动习惯，只吃这种菌就能减肥，还没有任何副作用，安全性和耐受性都很好，这绝对是胖人的福音。所以说，把嗜黏蛋白阿克曼氏菌作为膳食补充剂是安全可行的。

嗜黏蛋白阿克曼氏菌的神奇之处，还不止减肥这一项。2020年3月，来自南京医科大学的研究人员收集和分析了一批来自江苏省中医院的溃疡性结肠炎、肠道腺瘤和肠癌患者的粪便样本，结果发现和健康人相比，这些人粪便中的嗜黏蛋白阿克曼氏菌丰度都明显降低。随着肿瘤的发展，嗜黏蛋白阿克曼氏菌的丰度还会继续降低。

这是不是说明，嗜黏蛋白阿克曼氏菌的减少和这些肠道炎症疾病，甚至肠癌有关呢？如果补充嗜黏蛋白阿

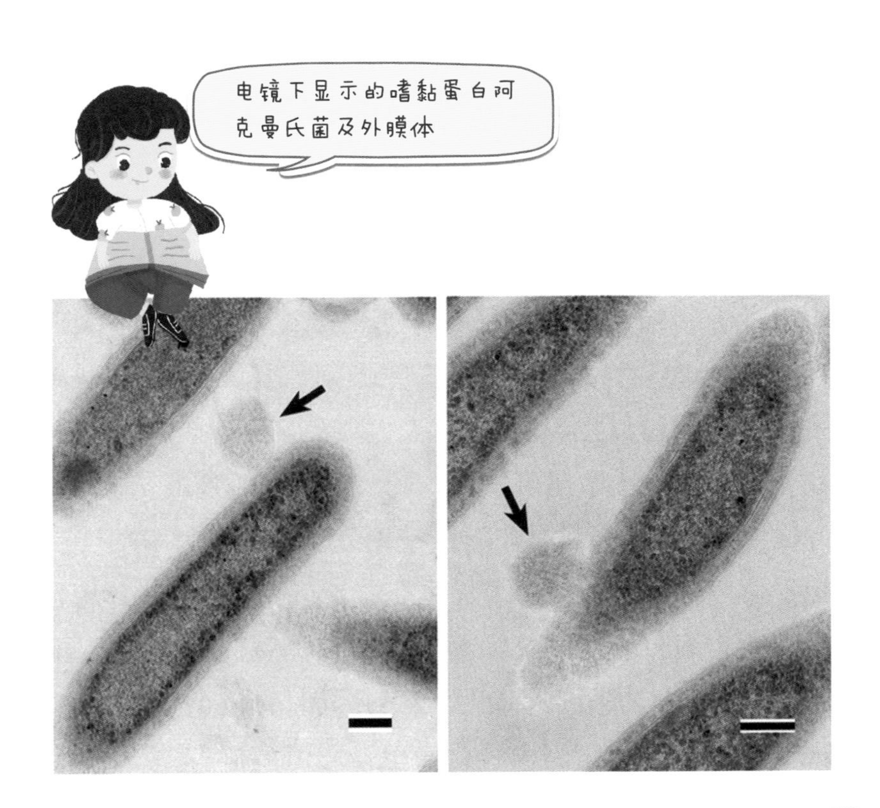

克曼氏菌，病人的病情会不会有所好转呢？于是，研究人员尝试给结直肠癌模型小鼠分别口服嗜黏蛋白阿克曼氏菌和从菌体上分离的一种Amuc–1100蛋白。不过，这个嗜黏蛋白阿克曼氏菌是死的，经过了高温灭活；而Amuc–1100蛋白则是一种从嗜黏蛋白阿克曼氏菌的外膜中分离出来的蛋白，和细菌不同，它在70℃的高温下依然有活性。

结果显示，无论口服嗜黏蛋白阿克曼氏死菌，还是口服Amuc–1100蛋白，小鼠病情都得到了好转，不仅发病次数减少了，结肠组织中已经形成的损伤和脾肿也逆转了，更惊人的是，在第12周后，小鼠体内的肿瘤数量和面积都减少了。

这项研究充分说明，嗜黏蛋白阿克曼氏菌作为一种有益菌，会随着肠炎的发展而逐渐减少，而在不使用任何药物的前提下，只补充嗜黏蛋白阿克曼氏菌或Amuc–1100蛋白就可以控制肠道炎症，减缓癌变风险。而且嗜黏蛋白阿克曼氏菌还可以提高肿瘤免疫抑制剂的药效。

除了上面提到的作用外，嗜黏蛋白阿克曼氏菌还有可能修复神经系统损伤，延缓衰老，延长寿命。2019年7月，来自西班牙的研究人员发现，嗜黏蛋白阿克曼氏菌移植能显著延长早衰小鼠的寿命。同时，以色列的研究人员发现，肌萎缩侧索硬化症也与肠道菌群有关。当给患有肌萎缩侧索硬化症的小鼠移植嗜黏蛋白阿克曼氏菌后，可以显著延缓小鼠的疾病进展，延长其生存期。

这些研究虽然都是在小鼠身上做的，不过已经为我们通过调节肠道菌群改善衰老及与年龄相关的疾病提供了研究基础。此外，还有研究证实，嗜黏蛋白阿克曼氏菌很早就在婴幼儿体内定植了，并且已在母乳中检测到这种菌的存在。

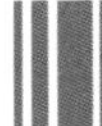

“健康风向标”双歧杆菌

双歧杆菌是最重要的肠道菌群之一，由于它的菌体为杆状，末端分叉，看起来像字母“Y”，因此被叫作双歧杆菌。后来，随着越来越多的双歧杆菌被发现，人们才知道这种菌的形态很多变，有V形、弯曲形、棍棒形等。目前，已发现的双歧杆菌种类有很多，包括长双歧杆菌、短双歧杆菌、两歧双歧杆菌、青春双歧杆菌、动物双歧杆菌等。

1899年，法国儿科医生蒂赛对婴儿的消化不良症状进行研究发现，婴儿粪便中存在一种Y形细菌。后来，他又对母乳和非母乳喂养的婴儿的粪便进行对比，发现这种Y形细菌在母乳喂养的婴儿的肠道中比在非母乳喂养的婴儿的肠道中要多得多。

双歧杆菌是严格厌氧菌，需要在没有氧气的环境下才能生存，所以肠道里的双歧杆菌数量最多。在肠道中的有益菌里，双歧杆菌是被人们发现得最早的益生菌。近些年来，双歧杆菌频频出现在奶粉、酸奶等各种产品及广告中，甚至被打造成了“健康风向标”之一。

存在于母亲乳汁和乳头上的双歧杆菌是婴儿出生后肠道中最先出现的细菌之一，并迅速成为优势菌种。这也是母乳喂养的婴儿肠道中双歧杆菌含量远高于非母乳喂养的婴儿的一个原因。

健康人的肠道中，双歧杆菌的含量只能达到20%—30%，而婴幼儿肠道中的双歧杆菌的含量可以达到60%—80%。为什么双歧杆菌在婴幼儿体内含量高呢？这可能是由于婴幼儿生长发育快、代谢旺盛，身体需要的营养和热量更多，高含量的双歧杆菌能帮助他们从食物中获取更多的营养和热量。但随着年龄增长，其他菌开始增多，双歧杆菌的含量迅速下降，到老年时期，肠道中双歧杆菌的含量就变得微乎其微了。

有大量研究认为，双歧杆菌在肠道内的数量和分布，可以作为分析肠道是否健康的重要指标。如果母乳喂养的婴儿的肠道中双歧杆菌所占比例太低，可能就会引起肠道感染、消化不良、腹泻等问题。

肠道中双歧杆菌的含量受很多因素影响，包括剖腹产、过敏、肥胖、糖尿病、癌症以及饮食、环境等。这些因素的综合影响导致了个体之间双歧杆菌丰度差异特别大。成年人中，有些人体内的双歧杆菌的量能达到30%左右，而有些人体内则几乎检测不到双歧杆菌。

在婴幼儿中，自闭症、湿疹、哮喘、儿童乳糜泻等常见疾病都和双歧杆菌的缺少相关。在成年人中，产后便秘、肠易激综合征、肥胖、产后肥胖、风湿病、高脂血症、炎症性肠病、高血压、产后抑郁、产后脱发、内分泌失调、免疫力低下、焦虑易感、压力易感、肠道屏障功能等也都已证明跟双歧杆菌的缺少相关。

科学研究证实，双歧杆菌分泌的乙酸和乳酸能够抑制和杀死许多其他种类的细菌，尤其是产生内毒素的细菌，从而降低炎症水平，消除肠炎和腹泻，恢复肠道健康。多数极度缺乏双歧杆菌的慢性腹泻患者，在补充了双歧杆菌补充剂之后，腹泻症状会在3—7天之内有明显改善，并且体内的双歧杆菌含量会在1—2个月后得到提高。

双歧杆菌对部分因肠道菌群失调而引起便秘的人有一定帮助，其原因在于双歧杆菌能刺激肠道蠕动，加快粪便排出，避免因过度吸收水分引起便秘。

2015年11月27日，《科学》杂志发表了一篇研究，发现双歧杆菌在治疗癌症的过程中发挥着巨大的作用。当小鼠肠道内缺乏双歧杆菌时，抗癌药物Keytruda没有效果；当肠道中有少量双歧杆菌时，这种抗癌药物有一定效果；而当肠道中有高含量双歧杆菌时，这种抗癌药物的效果就会非常好，肿瘤很快就会在药物的治疗下消退。也就是说，小鼠肠道中双歧杆菌的含量越高，药物的疗效就越好。

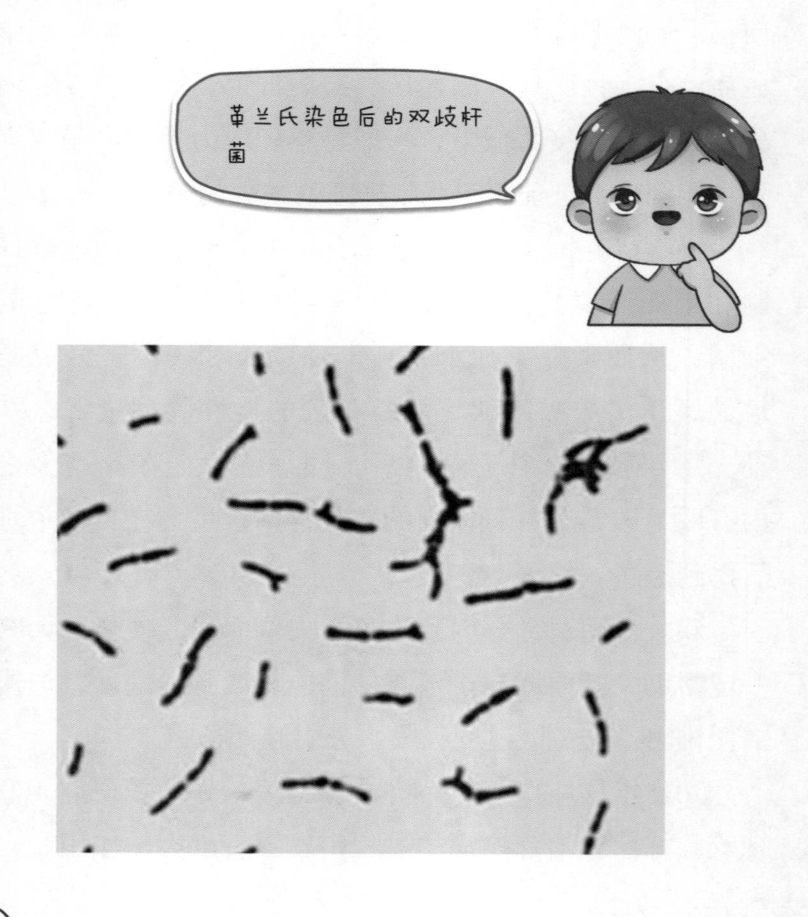

更令人震惊的是，有些小鼠因为体内缺乏双歧杆菌而使得抗癌药物Keytruda无效，但通过口服双歧杆菌后，Keytruda的药效就能得到恢复，并且癌细胞开始消退。科学家的解释是，双歧杆菌能与身体免疫系统相互作用，而Keytruda刚好依赖免疫系统激活起作用。因此，双歧杆菌含量的高低决定了抗癌药治疗效果的好坏。

实际上，肠道菌群中的“好菌”还不止前面提到的这几类，随着人类对肠道菌群的认识的深入，将会有越来越多的“好菌”被发现。

肠道菌群中的微生物宝库

你知道吗？人的血型是有可能改变的。2019年6月，一项研究发现，肠道中的一种专性厌氧菌含有两种酶，分别叫作FpGalNAcDeAc（N–乙酰半乳糖胺脱乙酰酶）和FpGalNase（氨基半乳糖苷酶）。当把这两种酶联合起来使用时，可以把A型血的A抗原给“修剪”掉，转化成不含A抗原的O型血（H抗原）。

我们都知道，人的常见血型是A、B、O血型。每种血型的血细胞上都有不同的抗原。A型血、B型血、O型血的抗原不一样。而研究发现的肠道中的专性厌氧菌中含有的两种酶可以让A型血和O型血之间发生转换，并且这两种酶具有很高的活性和特异性。

当把这两种酶加入血液时，A型血开始转变为O型血，并且转变完之后，通过离心力作用还可以把这两种酶去掉，只剩下转换完的血细胞。可以说，这两种酶具有非常广阔的应用前景。

我们都认为O型血是“万能输血者”，那么如果所有其他类型的血都能转化成O型血，是不是就能解决不同血型之间相互输血的问题呢？

这还不算什么，肠道中的这种专性厌氧菌所具有的这两种酶只是数千种肠道菌群中的少数几种。实际上，随着我们对人体菌群的认识越来越深入，人体菌群可以被看作一个巨大的微生物宝库。每一种微生物都有自己独特的基因组，也都有可能编码独特的酶。

抗癌物质

肠道菌群产生的活性物质，除了能改变血型，还有可能抗癌。2017年，来自哈尔滨医科大学的团队做了一个开创性研究，试图从肠道中寻找具有广谱抗肿瘤作用的肠道细菌。

研究人员从不同年龄段的健康人中收集了一些粪便样本，检测这些粪便样本对癌细胞的影响，并且希望从中找出潜在的能对抗恶性肿瘤的细菌。经过测试发现，还真有不少菌对肿瘤细胞有抑制作用。并且，大多数具有抗肿瘤活性的细菌属于放线菌门，也有一些属于变形菌门和厚壁菌门。

在癌症动物模型中，研究人员发现细菌培养液上清可以高效抑制肿瘤生长。值得注意的是，细菌的代谢产物不仅可以抑制癌细胞生长，还可以抑制癌细胞转移，甚至可以清除远离肿瘤部位的癌细胞。

潜在药物

如果科学家先把肠道菌群产生的抗癌活性物质找到，再做成药，需要很长时间。不过，现在有一些天然抗癌药物可能就是微生物的代谢产物。从表面上看，很多天然药物来自植物或海洋动物，但是实际上它们的直接生产者是和植物或动物共生的微生物，比如美登素、紫杉醇、喜树碱等已知的植物次生代谢产物并不是植物直接产生的，而是由植物体内附生或共生的细菌产生。

来自海洋无脊椎动物的抗癌物质，如海鞘素743，实际上也是细菌产物。另外，从太平洋海绵中分离和鉴定出的多种细胞毒性剂也是由含特殊酶的细菌产生的。未来，真正能治疗癌症的潜在物质，可能就蕴藏在微生物宝库中。

新型抗生素

微生物除了可以用作抗癌药，还可以作为新型抗生素。2018年4月，一篇文章指出，微生物在千百万年的演化过程中，发展出了各种各样的生存策略——能让它们在激烈的竞争中存活下来，而其中一种生存策略就是抗生素。

抗生素是微生物拿来对抗微生物的“化学武器”。这一类“化学武器”大量存在于微生物中，只是至今还没有被我们发现而已。

在一项研究中，研究人员借助微生物组测序的方法，从土壤细菌中发现了一种新型抗生素malacidins。这种新型抗生素可以杀灭具有多重耐药性的革兰氏阳性菌，开创了从天然细菌产物中筛选抗生素的方法。

抗生素破坏细菌的例证

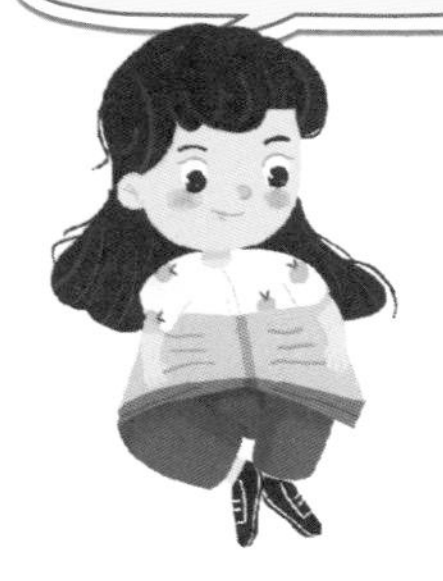

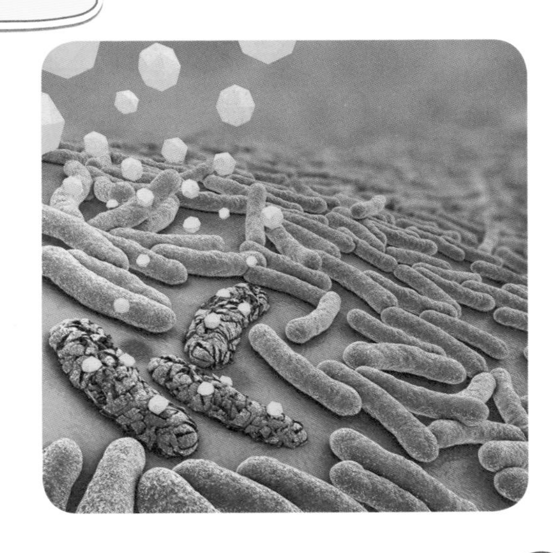

化合物工厂

有人把微生物称作活的天然产物的生物工厂。如果把每一个酶看作一个机器的话，在整个微生物组中，酶的种类可能超出我们的想象。细菌产生和代谢的相关酶，以及它们的代谢产物，将来都有可能广泛应用到生活的各个方面。这些微生物与我们的生活息息相关。

微生物不仅参与了人类的工业化进程，还参与了人类的农业化进程。在人类的整个进化过程中，一直都有微生物的参与。从微生物中挖掘到的有功能的活性物质，也可以应用在人类的工业、农业、食品以及医疗健康领域。

菌种库

微生物中蕴藏的大量宝物，仍有待我们发掘。现在，我们对人体微生物的开发还处于非常低级的阶段，即使这样，我们也已经看到了微生物非常好的应用前景。现在，被广泛应用的益生菌，如乳酸杆菌、双歧杆菌等，最初都来自人体细菌。这些细菌已经被开发成食品或保健品，甚至还有一些被开发成活菌型药物。

噬菌体是病毒中最为普遍和分布最广的群体，是一种能够感染并杀死细菌的病毒，具有专一性强的特点。

从人体筛选到的一些能专门杀死某一种特定细菌特别是耐药性细菌的噬菌体，药用价值很高。现在，有不少企业已经在进行噬菌体药物的研发了。

此外，“粪菌移植”这种治疗方式，也在全球各地取得了良好的干预效果。对于某些疾病，这种治疗方法产生的效果甚至超过了现有药物的治疗效果。对于艰难梭菌感染的治疗，粪菌移植的治疗方式能将这种疾病的治愈率提高到90%以上。现有的粪菌移植方式还比较粗放，只是把健康人的菌群整体移植给病人，进行菌群替换。这种方式简单、粗暴，其有效性还有待提高。

新型菌群移植方式是把健康人体内菌群中那些具有治疗作用的关键微生物分离和培养出来，再把这些不同的微生物进行有机组合，或者根据病人肠道微生物组成，进行个性化搭配和个性化治疗。理论上，这种方式比原有的粪菌移植方式的针对性更强，效果更好，并且做到了个性化治疗。

在过去的十几年里，我们已经知道了人体微生物和一些主要疾病之间的关系，并且已经发现了众多对疾病具有干预作用的微生物，也发现了非常多的以人体微生物为靶点的药物或制剂。随着研究的深入，未来我们有可能把肠道菌群作为治疗靶点，大幅度提高疾病的诊疗水平。同时，从肠道菌群中分离出的一些

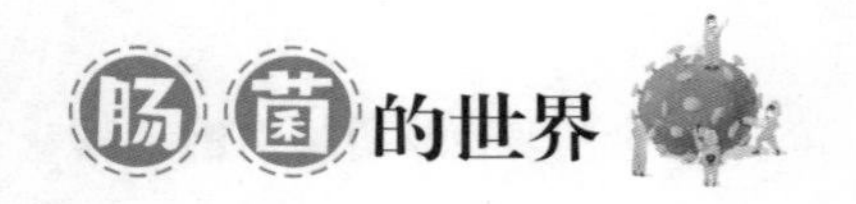

活菌或它们的代谢产物，也可以用于与肠道菌群相关的疾病的治疗中，具有广阔的应用前景。

中国第一个批准进行临床实验的活菌药物——脆弱拟杆菌，就是从健康人肠道中分离的。此外，2019年8月，美国宾夕法尼亚大学的研究人员发起过一项临床实验，他们给40名超重和肥胖的胰岛素抵抗型患者分别服用了阿克曼氏菌的活菌体和死菌体。3个月后，研究人员发现这些人的胰岛素水平、胰岛素抵抗、血浆中总胆固醇，以及炎症和细菌毒素的含量都明显减少了。他们的体重、脂肪量和臀围也略微降低了。这项研究同时也证明了，死菌体的治疗效果居然比活菌体还要好。

对活菌进行基因改造，也是未来的一个应用方向。2019年，美国旧金山的生物科技公司（ZBiotics）研制出了全球首款转基因益生菌，并且开始上市销售。这种转基因益生菌可以分解乙醛，乙醛是酒精代谢后残留在人体内的分子，作为一种“解酒神器”可以防止人们宿醉。未来，类似的经过基因改造的工程菌株会越来越多。

然而遗憾的是，随着现代化生活方式的改变，随着工业化进程的发展，人类肠道内的微生物多样性在持续降低。有研究发现，现代化的食物正在导致人体微生物的种类和数量持续下降。

经过工业化洗礼的一代人，与那些仍然遵循传统饮食习惯的人相比，肠道菌群有明显差别，螺旋菌科、琥珀弧菌科的细菌在现代化饮食的人群中几乎完全消失。现在的人的肠道中主要以拟杆菌科和疣微菌科等对人体不太友好的细菌为主。在现代化饮食的作用下，人体肠道菌群的变化会更加明显，人体丢失和减少的微生物种类、数量也会越来越多。

人类本身是一种杂食性动物，肠道微生物也是杂食性的，既有分解肉类的菌，又有分解植物性成分的菌，但现代化的生活习惯让我们过多地摄入肉食，过少地摄入植物性食物，这就可能造成有些微生物没有食物吃。而且，现代人的食物种类多样性也出现了大幅度降低，食物种类多样性的降低，会导致微生物种类、多样性的降低，因为，不同种类的食物可以刺激不同微生物的生长。

可以说，现代化的生活方式已经使得肠道菌群的多样性大幅度降低，肠道中的很多微生物都在默默消失，就像地球上的很多物种一样。我们和很多微生物还没有碰过面，就已经错过了。这些消失的微生物可能本身就蕴藏了大量人类需要的物质。为了避免微生物消失，我们需要一起保护、共同研究微生物。

与此同时，我们要慎用抗生素，尽可能做到饮食多样化，摄入膳食纤维，这不仅能维护自身肠道菌群的多样性，同时对全人类来说，也有助于维护人类整体微生物种类的多样性。

粪菌移植：用肠道菌群来治病

我们来说一个有“味道”的话题——粪菌移植。“粪菌”就是粪便里的菌群，“移植”就是将A的粪菌移植到B的体内。看到这里，你可能有些疑惑了，这种听起来近乎天方夜谭的治疗方案，真的科学吗？

实际上，早在1000多年前的东晋时期，就已经有人开始尝试用粪便治病了。在当时，由炼丹术士葛洪收集民间偏方而编写成的著作《肘后备急方》中，首次记载了用粪清治疗食物中毒和严重腹泻的方子：“绞粪汁，饮数合至一二升，谓之黄龙汤，陈久者佳。”

1958年，西方现代医学中正式出现了粪菌移植的治疗方式。一名叫Ben Eiseman的美国外科医生，用伪膜性肠炎患者家属的大便制成粪水，为4名重症伪膜性肠炎患者进行了灌肠，神奇的是，其中3名原本性命垂危的患者竟然痊愈了（另外一名患者是死于与肠道感染无关的其他疾病）。

因为受当时技术条件等因素的限制，这种治疗方式被认为是“偏方”，人们对“用粪便治病”的认识还停留在“知其然，而不知其所以然”的层面上，更不用说得到主流医学界的重视了。

直到2007年，随着美国国立卫生研究院（NIH）正式启动人类微生物组计划，我们才真正揭开了隐藏在粪菌移植背后的“大boss”的神秘面纱。这些“大boss”正是我们体内的微生物——占我们每天排出粪便干重的三分之一以上。

粪菌移植治疗肥胖

过去的十几年里，大量研究已经证明，人类的健康或多或少都与肠道菌群的“生老病死”有关系。例如，你的体型是胖还是瘦，就由它们决定。2006年，美国微生物学家Jeffrey Gordon等人分析了胖小鼠和瘦小鼠的肠道菌群基因序列，发现与瘦小鼠相比，胖小鼠肠道菌群里的拟杆菌门水平跌到了50%以下，而厚壁菌门比例则显著升高。微生物的比例变化，意味着小鼠从食物中获取能量的能力提高了，更容易吸收和储存能量，也就更容易发胖。

有意思的是，当科学家们把胖小鼠的肠道菌群移植给健康的无菌小鼠后，无菌小鼠也获得了这种“长胖”的能力，也变胖了。从某种意义上来说，你或许可以简单地理解为，肥胖真的可以“传染”，通过粪菌移植就可以实现。

你可能觉得，既然移植菌群能让人长胖，那是不是也可以让人变瘦呢？还真有人做了尝试。2019年7月，在一项关于22名无明显代谢疾病的肥胖患者的随机双盲对照试验中，一组肥胖患者口服来自同一瘦供体的粪菌胶囊，对照组则服用安慰剂，但在第12周时，两组的餐后胰高血糖素样肽–1（一种抑制食欲的肠道激素）均未显著增加，瘦素水平在对照组人员的身体中有所增加，在粪菌移植人员的身体中有所降低，两组人员的平均体重无显著变化。

2020年3月，在另一项随机双盲安慰剂对照试验中，24名轻中度胰岛素抵抗的肥胖受试者，每周口服瘦供体的粪菌移植胶囊或安慰剂，6周后发现，瘦供体的菌群持续地改变了受体的肠道菌群组成，第12周时，患者的胰岛素抵抗、体重、身体组成以及血脂、血糖等其他代谢标志物指标与对照组相比没有显著改善，但糖化血红蛋白略有降低。这次的实验结果显示，粪菌移植的减肥作用有限。

问题来了，粪菌移植治疗肥胖的方法在动物身上效果很好，怎么到了人身上就不好了呢？这很正常，因为动物和人本身差别很大，况且人与人之间的差异也很大，特别是每个人的肠道菌群构成也不一样，粪菌移植的效果不显著也就不足为奇了。

不过，这些实验结果不代表粪菌移植真的没有用，这两个实验用的样本数都不多，统计差异不显著可能是样本太少了。此外，在这些实验里，有些病人的表现还是可以的，比如那些本来肠道菌群种类就少的人，粪菌移植对他们体内的总胆固醇、糖化血红蛋白和空腹血糖指数的改善还是比较显著的。

粪菌移植治疗自闭症

科学家们除了在肥胖和糖尿病方面做了尝试，在其他方面也做过尝试。理论上，只要把健康个体的肠道菌群通过粪菌移植的方式传递给不健康的个体，就可以做到“菌到病除”。

下面，我们从一个自闭症的干预试验说起吧。

自闭症是神经系统发育障碍类疾病，近年来的研究显示，这种病跟肠道菌群关系密切。2017年，澳大利亚著名的胃肠病学家Thomas Borody为18名被确诊为自闭症并伴有肠道症状的儿童进行了一项开创性的微生物移植治疗，这项疗法被称作微生物转移疗法。可能是考虑到粪菌移植里的“粪”会让人感觉不舒服，所以，就把“粪菌移植”换成了“微生物转移疗法”，二者在本质上没有区别。

在整个微生物移植治疗的流程中，首先要让这些儿童接受为期2周的抗生素（万古霉素）治疗、排便及肠道清理，再进行1至2天高剂量的粪菌移植，并在后续的7至8周使用胃酸抑制剂做日常维护。

在整个10周的微生物移植治疗和之后8周的随访观察中，这些儿童此前经常出现的胃肠道不适症状几乎都消失了，如便秘、腹泻、消化不良、腹痛等，更神奇的是，与自闭症相关的症状也都得到显著改善。并且，这些儿童肠道内的双歧杆菌、普雷沃氏菌和脱硫弧菌的丰度都明显增加。

2019年，Thomas Borody团队再次公布了这些儿童在接受治疗两年后的健康状况，他们的肠道症状和自闭症状的改善效果持续了两年。更令人不可思议的是，研究者两年前从他们体内观察到的有所增加的双歧杆菌和普雷沃氏菌，在这两年间，分别增加了5倍和84倍。

这项研究充分说明，在治疗有肠道症状的自闭症儿童这一方面，菌群移植具有长期的安全性和有效性。这也是世界上第一个证实粪菌移植在临床中有长期疗效的研究。

粪菌移植治疗艰难梭菌感染

粪菌移植的应用领域还有很多，随着我们对于肠道菌群的了解越来越深入，粪菌移植也越来越多地在其他疾病治疗中大显身手。其中，应用最多、最广的莫过于对艰难梭菌感染的治疗了，尤其是复发性艰难梭菌感染。并且，这一疗法还得到了美国食品药品监督管理局的认证。

你可能对艰难梭菌不熟悉，但它分布极广，从山岭草地到婴幼儿肠道都可能存在。当它进入人体，尤其是接受过抗生素治疗的患者体内后，就会产生大量肠毒素和细胞毒素，“毒杀”肠道细胞，破坏肠道屏障，导致人体出现不同程度的腹泻，甚至患上一种叫作膜性结肠炎的高复发、高致死性疾病。

在人类和艰难梭菌战斗的近半个世纪里，我们始终处于下风。直到2003年，这场战斗才出现了转机。当时，美国消化科医生Aas J等人对1994年6月至2002年8月期间接受过粪菌移植的18名艰难梭菌感染患者进行了回访，结果发现，其中16名患者在接受了粪菌移植后都不再腹泻了。另外两名患者虽然死亡了，但和粪菌移植并无关系，一名死于晚期肾病，另一名死于肺炎并发慢性阻塞性肺病和动脉粥样硬化。

2012年7月，粪菌移植领域的专家Brant等人，发表了一份临床报告，报告称，他们使用粪菌移植治疗艰难梭菌感染的治愈率高达98%，其中，91%的患者进行一次粪菌移植就能治愈。

对此，你可能没什么感觉，那是你不知道这种病的治愈有多难。艰难梭菌感染是临床上非常常见的疾病，其发病率、复发率很高，并且发病率在逐年增加。在粪菌移植的方法出现之前，针对艰难梭菌感染的治疗手段非常有限，尤其是针对复发性的艰难梭菌感染，只能使用少数抗菌药物，基本上没有任何药物可将其治愈。现在好了，大部分人只需要移植一次别人的粪菌就能被治愈了。

为什么粪菌移植如此有效？其实，也不难理解。人们对肠道菌群的认识和了解越多，就越能理解肠道菌群的平衡对人体健康的影响：艰难梭菌感染往往是与抗生素的大量使用密不可分的。但抗生素的治疗是不精确的，不管是“好菌”还是“坏菌”都一股脑儿杀死，肠道微生态的平衡被打破，想要健康自然也就成了一种奢望。这也是艰难梭菌感染极易复发的根本原因。而粪菌移植，正是将健康的菌群放置在已经失衡的肠道中，重建肠道菌群的秩序。

粪菌是如何获得的？

目前，粪菌移植的方法包括灌肠、胃喉、十二指肠喉、肠镜或口服胶囊。其中，用得最多的要数肠镜和十二指肠喉了。肠镜大家应该并不陌生，所谓十二指肠喉，则是指从鼻子插入软管，一直通到小肠口，从鼻子里注入处理后的菌液。

口服胶囊则是把粪便里的菌群做成冻干粉，也就是在零下几十摄氏度的环境中把菌液冻起来，然后抽真空，把水分也抽走，这样，菌就在休眠状态下变成了干粉，再把干粉装到胶囊里。当遇到水时，菌就又活过来了。

我们要知道，能作为药物的粪便都是经过严格把控和层层筛选的。要想做粪便的提供者，首先得填问卷，这一步就会排除掉那些具有潜在健康风险的人，包括肥胖、抽烟和经常旅行的人，大约70%的人在这一步就被筛掉；其次，提供者需要接受包含200多个项目的临床检查，这一步又排除了那些有胃肠、过敏、代谢、神经等疾病风险的人，这些疾病风险被认为可能会影响肠道菌群，这一步中又有90%的人被筛掉；再次，还需要对提供者的粪便样本进行筛查，包括对里面的病原菌、耐药菌和病毒的筛查，此时又有30%的人会被筛掉；最后，确定粪便没问题后，还需要测血液，进行血清学检测，把患有传染性疾病，如乙肝病毒阳性的人筛掉。经过层层筛选，真正合格的捐赠者只剩下2%左右。

通常情况下，粪便捐赠者必须是健康的年轻人，有不良生活习惯的人，以及有文身等情况的人就不能成为捐赠者。有些机构甚至还会要求捐赠者在捐赠前的一段时间里，调整自己的饮食，比如尽量多吃膳食纤维，少吃贝类、虾、牡蛎等容易引起过敏反应的食物和加工肉类等。

当然，我们还得好好保管粪菌。实际上，经过层层筛选的粪菌也有专门的机构进行管理，这些机构被称作“粪菌库”“粪菌银行”。美国第一家粪菌库是一个公共性的粪菌库，支持全球使用其存储的粪菌。中国的第一个粪菌库成立于2015年，是由南京医科大学第二附属医院和第四军医大学西京消化病医院共同创立的，叫“中华粪菌库”，已经为全国60%以上的难治性肠道感染患者提供了救援性治疗。

后记

在写书的这些日子里，我时常把自己想象成十来岁时的样子，想象着那时的我会不会对自己写的这些东西感兴趣，会不会边看边进行一些思考，甚至提出问题，并为这些问题去查阅更多的文献知识，寻找答案……这是一种很奇妙的感觉，伴随我的整个写书过程。

在这本书里，我尽自己所能向大家介绍肠道菌群本身、菌群内部以及菌群和人体之间的关系，希望通过我对这些有趣知识和发现的梳理，为那些关注微生物、关注人体健康的读者提供一个不同的视角。然而，在这个过程中，我始终没能特别满意，一是因为碍于篇幅，很多有意思的知识不能被纳入书里，成书的内容需要有系统性，零散的知识不太好整合。二是因为这个领域的研究进展太快，每天都有新的发现，而这些新发现我暂时还来不及放入书里。

我希望大家看完这本书之后，能够以全新的视角来看待和对待微生物。当然，我更希望大家在了解了这些知识后，能够提出自己的问题，并且能够在未来的学习、生活和工作中带着这些问题去寻找答案。在这十几年的工作和学习中，我深刻地体会到大脑中储存的知识会潜移默化地影响每个人的决定和行为。在我接触的人中，有相当大的一部分人是不太能接受微生物对人体健康的重要影响的，即使勉强接受，在遇到微生物问题时，第一反应仍然是把它们看作敌人，一杀了之，而且认为杀得越彻底越好。殊不知，这种做法很多时候并不符合客观规律，当然结果也并不能如人所愿。如果你能从现在就开始以共生的视角来认识微生物，并且在将来科学地对待它们，我相信你会获得不一样的收获。

这本书最终能够呈现给大家，离不开我的家人、同事、师长和朋友的帮助，我要特别感谢我的博士生导师金锋教授，因为他的引领，我进入了人体微生物的世界；感谢朱宝利教授、杨瑞馥教授、赵方庆教授等专家学者的支持；感谢蓝灿辉先生及其创办的科普平台提供的文献支持；感谢我的母亲、爱人和女儿，是她们一直支持着我的工作。我要感谢所有热心的读者，他们的支持和反馈给了我持续写作的动力。我还要感谢中国科学院微生物研究所、中国科学院科学传播局和“科学大院”公众号的支持，感谢纪海丽、徐雁龙、张文韬等人的推荐，感谢中国科学院北京分院的李静、王晓磊等人的支持，感谢广东人民出版社的编辑在稿件选题、修订等过程中给予的帮助。要感谢的人实在太多，不能一一列出，在此我衷心地对那些给我提供过帮助和支持的朋友致以诚挚的感谢！

书中能呈现的内容是有限的，好在我仍会持续抱有热情地去做科普，如果你对微生物领域感兴趣，想了解最前沿的研究进展，请关注我的微信公众号“肠菌与健康”或科普公众号“肠菌博士”，你也可以订阅我在得到App开设的课程，你还可以阅读我的第一本科普书《晓肚知肠：肠菌的小心思》。我会尽我所能将与微生物组学相关的国际前沿进展进行梳理，用平实、简单、有趣的语言跟你分享。

如果在不久的将来，青少年朋友能够加入微生物研究的队伍，成为研究微生物的科学家，那我将倍感欣慰！

“肠菌博士”段云峰带你正确认识肠道菌群！

《肠菌的世界》配套音频，喜马拉雅热播课程，扫码马上听！

（本书所用图片未标明出处的均来源于摄图新视界）